中医药科普读本

第一辑

观舌察病

金敬梅　荆悦／主编

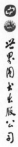

世界图书出版公司

图书在版编目（CIP）数据

观舌察病 / 金敬梅，荆悦主编 . -- 北京 : 世界图
书出版公司，2019.4
　（中医药科普读本 . 第一辑）
　ISBN 978-7-5192-5995-2

　Ⅰ . ①观… Ⅱ . ①金… ②荆… Ⅲ . ①舌诊－青少年
读物 Ⅳ . ① R241.25-49

　中国版本图书馆 CIP 数据核字（2019）第 029412 号

书　　　　名	中医药科普读本 . 第一辑 . 观舌察病
（汉语拼音）	ZHONGYIYAO KEPU DUBEN.DI-YI JI.GUAN SHE CHA BING
编　　　　者	金敬梅　荆　悦
总　策　划	吴　迪
责　任　编　辑	韩　捷
装　帧　设　计	刘　陶
出　版　发　行	世界图书出版公司长春有限公司
地　　　　址	吉林省长春市春城大街 789 号
邮　　　　编	130062
电　　　　话	0431-86805551（发行）　0431-86805562（编辑）
网　　　　址	http://www.wpcdb.com.cn
邮　　　　箱	DBSJ@163.com
经　　　　销	各地新华书店
印　　　　刷	吉林省金昇印务有限公司
开　　　　本	787 mm×1092 mm　1/16
印　　　　张	10
字　　　　数	107 千字
印　　　　数	1—5 000
版　　　　次	2019 年 4 月第 1 版　2019 年 4 月第 1 次印刷
国　际　书　号	ISBN 978-7-5192-5995-2
定　　　　价	360.00 元（全十册）

目录

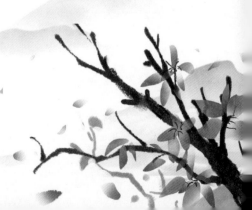

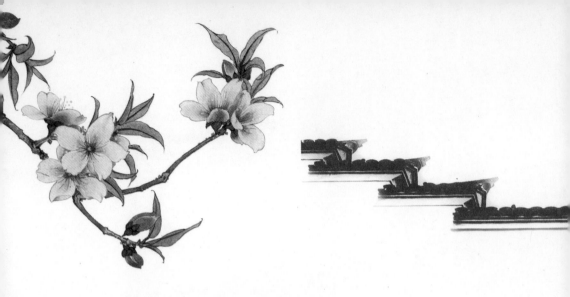

舌诊与治疗

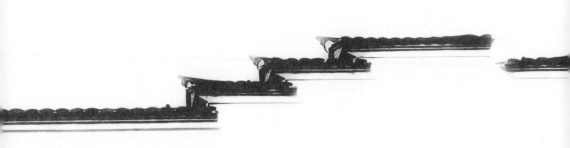

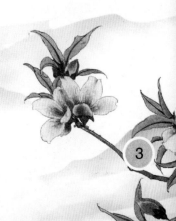

舌诊漫谈

SHE ZHEN
MANTAN

古人观舌诊病

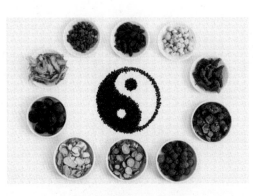

我们的舌头，便是反映身体内部情况的一面镜子。通过观察舌象（舌头的各种表面特征），我们就可以直接了解人体的健康情况，就能判断出人得了什么病，病情的轻重等，所以古人对舌象有"舌镜"之称。

在古代，没有像现在医院里的各种检查身体的仪器设备。古时人们通过长期的摸索，总结出了多种通过外部观察，就可以了解病情的方法，舌诊就

《黄帝内经》是我国现存最早的医籍，汇聚了古代劳动人民与疾病做斗争的实践经验与理论知识，奠定了中医学的理论基础。这本成书于先秦的医学名著，托名黄帝与岐伯讨论医学，并以问答的形式写成。黄帝，是中原各民族的共同祖先，姓姬，号轩辕氏。岐伯，是传说中的古代著名医家，黄帝的臣子。后世有感于这一医学名著的巨大影响，便将中医学称为"岐黄之道""岐黄之术"。

是其中之一。

　　舌诊的历史相当悠久，根据记载，早在春秋时代人们就已经开始用这种方法来了解病情了，比如通过察看人舌头某个部位的颜色变化，来分析人得了什么病。这种诊病的手段，也是舌诊所采用的方法。

　　同一时期，在我国现存最早的医学典籍《黄帝内经》中，就阐述了舌头与心脏有直接联系：当心脏有病时，舌头就会有相应的变化。比如当人得肺热病时，舌苔就会发黄。这本典籍，为以后的中医发展起到了极大的指导作用，包括舌诊方面。

　　元代的时候，开始成为了一个专门的研究课题，舌诊逐步被医家所重视，并出现了第一部总结舌诊的专著——《敖氏验舌法》。而且，随着后来的增补，并且附上彩色图谱，列出药方，使得这套舌诊专著越来越完善，得到了后人的很高评价。

　　除了那些舌诊专著，古代还有许多医书也有舌诊的内容，论述了很多在舌诊方面有价值的东西，更加系统、全面，为后人提供了很大的帮助，也体现了不同时代舌诊研究的进展。

　　通过古今的漫长发展历程来看，舌诊的内容经过历代医学家们不断地摸索、研究，在医疗过程中反复地实践，使得舌诊这门学科越来越完善，对古今人们的健康起到了很大的作用，从而成为祖国医学宝库中不可忽视的珍宝之一。

舌头为什么能诊病

　　小小的舌头，就能反映身体内部的健康状况！这看起来有些不可思议，但是依据医学原理，是有原因的。

　　古人经过长期的观察总结，终于发现人的舌头形态和功能，与脏腑的生理病理有着密切的联系，从而找到了察舌辨病的理论依据。

　　舌与脏腑的关系，分别体现在舌的组织结构、生理功能和病理上与脏腑的关系。

　　大家先看看下面这张图：

中医药科普读本　第一辑

观舌察病

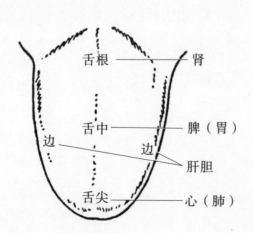

舌根 —— 肾

舌中 —— 脾（胃）

边　　边

　—— 肝胆

舌尖 —— 心（肺）

望舌口诀

舌尖本为心肺苗
舌边肝胆疾病照
舌中脾胃舌根肾
寒热虚实舌上瞧

我们首先来看看，舌在组织结构上与脏腑有哪些关系。

舌在整体上，习惯上分为舌尖（舌体前端）、舌中、舌根及舌边四个部分。舌体上面，叫舌背或舌面；舌体下面，叫舌底舌体的两边，叫舌由舌体的中部，称之为舌中。

舌是口腔中主要器官之一，位于于口腔底部，是由很多纵横交错的肌肉组成的。舌的表面有层特殊的黏膜，舌背的黏膜是组成舌苔的主要部分。舌的血脉分布十分丰富，是构成人体正常淡红舌体色的重要因素之一。

舌是由舌质（体）和舌苔两部分组成。舌体主要由肌肉、血脉和经络所构成，三者都与脏腑存在着密切的联系。

因为依据中医理论，脾脏供养全身的肌肉，而舌主要是由肌肉构成的，所以舌与脾脏有着密切的关系。

祖国医学认为，血脉是血液通行的隧道，血液能在血脉中运行不息有赖于心脏的推动。舌体内的血脉组织是全身血脉的一部分，舌肌脉管中血液的运行同样要靠心脏的推动。由此可知，舌与心在血脉组织上有着密切的关系。

我们再来看看，舌在生理功能上与脏腑有哪些关系。

祖国医学很早就讲述了，舌具有产生味觉和发出语声的生理功能。但这些功能的发挥，需要脏腑精气的营养，否则辨别

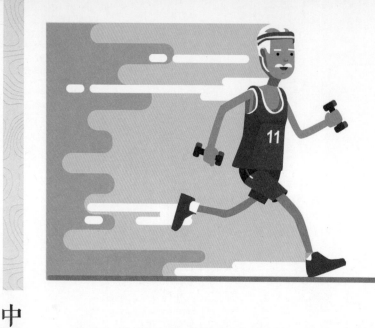

滋味、发语声的功能便会失常。因而可以说，舌的生理功能，实际上是受体内脏腑功能所支配的。如果把舌比喻成花盆里的花朵，那么脏腑就是花土。

花土有没有营养，看花生长的情况就能看出来了。

最后我们来看看，舌在病理变化上与脏腑有哪些关系。

由于五脏六腑直接或间接与舌有联系，所以脏腑的病变，就能反应在舌上。当脏腑功能出现问题时，会导致舌象发生变化，影响到舌的味觉和发出语声的功能，那么通过观察舌的这些功能异常的变化，就可以判断脏腑的问题了。

基于这种认识，有人比喻舌为观察体内脏腑病变的一面"镜子"。舌的病理变化，主要分舌质和舌苔两个方面。因此，大家一定要看懂上面这张图或者记住歌诀。这是非常重要的。

舌质的病理变化，主要从舌质颜色和形态方面反映出来。观察舌质颜色变化，可以察知机体脏腑情况。观察舌体形态的变化，也有助于判断脏腑的虚实状况。

祖国医学认为，舌苔是受胃气而生的。因为脏腑都接受胃脏的营养，所以脏腑病变，都能反映出胃气的变化，因而也能反应在舌苔上。这也说明了舌苔的病理变化与脏腑是有关系的。

脏腑是人体的核心，脏腑情况，直接影响着身体的整个状况。通过上面这些对舌与脏腑关系的讲解，就说明了观察舌就可以知道身体的情况，也就是说舌诊可以看病。

由于舌诊经过两千多年的发展与完善，不仅能看出什么病，哪里有病，还能看出病情的现在和将来的发展情况。它以其神奇的特点，为人类健康带来了巨大的帮助。

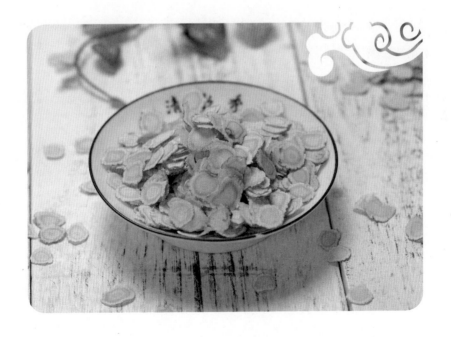

舌诊的方法

舌诊能看好多病，可以说是既方便又有效，是人们健康的好帮手，所以学好它很有用。另外，用好它也是很重要的，这就需要掌握舌诊的方法。

舌诊，实际上是对舌和苔分别进行观察。舌是指舌质，即舌体（舌的肌肉、脉络组织），苔是指舌面上的苔垢（舌面上的一层苔状物），两者的临床意义是不相同的。然而，舌和苔的变化，并不是孤立的，都是内部脏腑病变反应于舌的表现，因此，在察舌诊苔时，必须将两者的变化结合起来考虑。

舌诊所诊察的方面，主要就是颜色、形态两个方面。这种颜色和形态变化的诊察，是因为身体内的病变，会通过舌的颜色和形态的变化体现出来，所以舌的诊断，就是通过诊察它的颜色和形态的变化来推断病情的，也就是诊察舌体的颜色、形态变化，舌苔的颜色、形态变化四个部分。

有关舌的诊法，前人在长期的医疗实践中，积累了极其丰富的经验，可以总结成舌面诊法与舌下诊法两种。

舌面诊法就是在诊舌时，应该让患者（除危重病人外）采取正坐姿势，口张大，自然地将舌伸出口外，充分暴露舌体，舌尖略向下，使舌面两侧舒展，然后，细致地进行观察。一定不要卷缩或过分用力，否则颜色就会有所改变，造成假象。观察时，先看舌苔，从舌的尖端开始，依次察舌的中部、根部，应注意苔的有无、厚薄、色泽、润燥、腐腻等情况；观察舌质，也应从舌尖沿向舌的两旁到舌根。若舌苔不厚时，苔底下面的色泽形态，也要进行必要的观察，不要轻易放过。总之，在观察过程中，既要迅速敏捷，又要全面周到；既不能草率行事，又要尽量减少病人张口伸舌的时间，以免口舌疲劳。必要时可以重复观察。

对有的病人，为了进一步了解去苔后舌面和舌体的情况，以及舌苔的再生情况，可采用一些辅助方法进行诊察。看病时常用的有刮舌苔，适用于较厚腻和坚实的舌苔。方法是用消毒刮舌板，由舌根向舌尖推刮，连续二至三次，用力要适中，不要太重，否则容易损伤舌体；也不宜太轻，轻则达不到刮舌苔的目的。还有就是揩舌苔，适用于浮薄而疏松的苔。用经过消毒的纱布或棉球蘸生理盐水或薄荷水，从舌根至舌尖连续揩抹三至四次。

舌下诊法就是观察舌下的两根络脉（舌系带左右两侧的血管）的充盈情况，以了解疾病的一种方法。一般是让患者取正坐姿势（除危重病人外），口张大，将舌尖自然地向上，舌底面舒张，然后细致地观察舌下络脉的情况等进行综合分析。

进行舌诊时，有些事项应予以注意。根据前人的经验和临床实践的体会，诊舌时，必须注意如下几个方面：

一、注意光线

光线的强弱不恰当，常会导致颜色发生错觉，因此，在诊察舌苔时，应尽量选择充足的自然光源，使自然光线直射于舌面。若在灯光下验舌，一般都不太准确。在夜间验舌最好在强光手电筒照射下进行，以免判断错误。此外，有色门窗透过的光线有一定的颜色，往往会改变舌的原有色泽，应当注意避免。

二、注意饮食药物对舌的颜色的影响

饮食可导致舌的颜色发生改变；饮水后，可使舌变湿；进热饮食或刺激性食物，可以使舌的颜色变深。此外，服食某些食物和药物，还可使舌染上颜色，如乌梅、橄榄、石榴和咖啡等饮食，能使舌染黑；吃黄连、复合维生素 B、核黄素等药物，以及水果中的枇杷、橘子、食物中的蛋黄等，能使舌染黄；吸烟或嗜酒以及食醋，能使舌染灰等。这些假象，在诊舌时，必须注意分辨。

三、注意体质因素的影响

由于病人体质的不同，平时舌质亦有差异，患病后舌质的变化，也常与一般人有不同的表现。因此，察舌有可疑时，应问明病人平时的情况，才不致误诊。

正确的方法是能进行良好舌诊的前提保证，因此需要注意。

舌诊常识

SHEN ZHEN
CHANGSHI

舌色观察

淡红舌，是正常人的舌色，不深不浅，红活润泽。《舌胎统志》认为："红者心之气，淡者胃之气。"舌是心脏的苗窍，心主血脉而色赤，经脉直通于舌；胃中甘淡的津气亦上营于舌，故正常舌质的颜色便表现为淡红。

舌的色彩，最能表达舌的生理和病变的情况。正如《舌胎统志·舌胎新例》所描写的："舌为心之苗，其色当红，红不娇艳；其质当泽，泽非光滑；其象当毛，毛无芒刺；必得淡红上有薄白之胎气，才是无邪之舌。"正常人阳气和畅，血液充足且在体内正常运行，所以舌质的颜色便表现出淡红而活泼润泽。只有少数的人，由于生理的差异，舌质的颜色略有偏红偏淡的不同。

若发生病变，便从红、白、青、紫几

中医药科普读本 第一辑

观舌察病

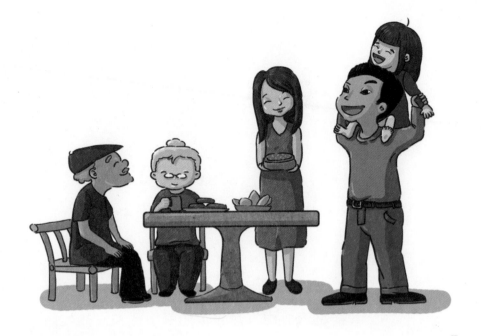

种不同的色泽，辨别人体为气、血、寒、热、阴、阳、盛、衰的变化。《形色外诊简摩》说："舌质既变，即当察其色之死活。活者，细察柢里（根部的意思），隐隐犹见红活，此不过血气之有阻滞，非脏气之败坏也；死者，柢里全变干晦枯萎，毫无生气，是脏气不至矣，所谓真脏之色也。故治病必察舌苔，而察病之吉凶，则关乎舌质也。"所谓"活色"，言其病轻；所谓"死色"，言其病重。虽不能遂以此辨生死，而"隐隐红活"和"干晦枯萎"这两种病变轻重不同的征候，确是辨舌色的经验之谈，值得注意。

☯ 红舌

红（绛）舌

【舌象及成因】舌的正常色为淡红，红色再加深，则为绛红。是营血中有热的反映，同样是营血中有热，但还有实热和虚热的区分。《舌胎统志》说："绿色者，火赤也，深红也，为温热之气蒸腾于膻中之候。故绛色者，神必不清，气必不正，为壮火食气，气乱则神昏是也。"这种实热型的红绛舌，大多在热病亢盛时出现，往往见口渴饮冷，脉洪数有力。根本原因在于阳热亢盛，所以为实热证。至于《舌鉴辨正》所说的："色灼红无苔无点而胶干者，阴虚水涸也。……或无津液，而咽干带涩不等，红光不活，绛色难名，水涸火炎，阴虚已极也。"这是属于虚热型的红绛舌。主要是由于阴虚而致火炎，所以舌虽红绛而口不渴，或虽渴而不欲饮，所以为虚热证。

【主病】营血邪热，阴虚阳亢。

【治法】清营凉血，养阴清火。

中医药科普读本 第一辑

观舌察病

淡白夹红舌

【舌象及成因】舌色大部均为淡白，却有个别部分呈鲜红色，叫作淡白夹红舌，多属于虚火内动的表现。如红色出现于舌的中部，为脾胃虚火；出现于舌的根部，为肾中虚火；出现于舌尖，为心的虚火；出现于舌边两侧，为肝胆虚火。

【主病】阴虚火动。

【治法】滋阴降火。

红（绛）湿润舌

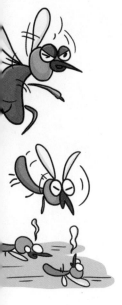

【舌象及成因】舌色红而湿润，一般是指嫩红色而言；舌色绛而湿润，一般是指老红色而言。舌色老绛而湿润多津，在外感病中，属于邪热入营，湿热内蕴；在内伤病中，则为阴虚火旺，素有痰湿的病证。舌色红而娇嫩，且湿润水滑，这是虚阳上浮，真寒假热的表现。两者病变的性质是截然不同的。

【主病】营热湿蕴，阴虚火旺夹湿，虚阳上浮。

【治法】清营化湿，养阴渗湿，温养镇摄。

红（绛）少津舌

【舌象及成因】舌色鲜红或深红，舌面亦涸而少津，是热邪伤津，或素体阴亏的反映。《舌鉴辨正》说："红嫩无津舌，全舌鲜红，柔嫩而无津液，望之似润而实燥涸者，乃阴虚火旺也。"在外感病中，每于热邪侵入营分以后，津液被劫时，出现这种舌象。在内伤病中，阴虚火旺时，常见。

【主病】营热伤津，阴虚火旺，心火独旺。

【治法】清营养阴，滋阴降火，泻心火导热下行。

红（绛）光莹舌

【舌象及成因】舌色或红或绛，望之平如镜面，实际则干燥无津，这种舌即为红（绛）光莹舌。无论内伤外感，一见这种舌象，便是阴液消亡的征候。《舌鉴辨正》说："色绛红，无苔无点，光亮如镜，……水涸火炎，阴虚已极也。"它的成因，或由于不恰当地过用燥药，或由于过分地汗下，或由于病久失治，以致胃肾的阴液涸竭使然。如同时并见舌底和咽喉干燥，是为肾液的枯竭；如果是舌心较干，则为胃津之涸。

【主病】胃肾阴虚。

【治法】滋肾养胃。

中医药科普读本 第一辑

观舌察病

红舌红（紫）斑

【舌象及成因】舌呈红色，并有比红色更深的小斑点，为血中邪热过盛，气血壅滞而成。《舌鉴辨正》称为"生斑舌"。并谓："生斑舌，全舌纯红而有小黑点者，脏腑皆热也。"这种出现在舌上的斑点，与出现在皮肤上的斑点机理相同，所以热病而见此舌象，往往为全身发斑的先兆。临床所见，凡舌色淡红，而见红绛色斑点的为轻；舌色红绛，而见紫黑色斑点的为重。

【主病】血中热甚而气血壅滞。

【治法】清热凉血行滞。

红舌红点

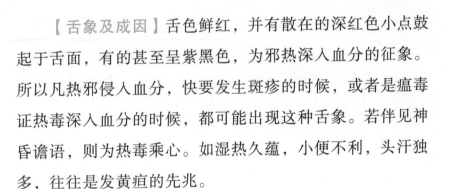

【舌象及成因】舌色鲜红，并有散在的深红色小点鼓起于舌面，有的甚至呈紫黑色，为邪热深入血分的征象。所以凡热邪侵入血分，快要发生斑疹的时候，或者是瘟毒证热毒深入血分的时候，都可能出现这种舌象。若伴见神昏谵语，则为热毒乘心。如湿热久蕴，小便不利，头汗独多，往往是发黄疸的先兆。

【主病】温热或瘟毒入血，热毒乘心，湿热蕴于血分。

【治法】清热凉血解毒，凉血清心，清热利湿。

红舌白点

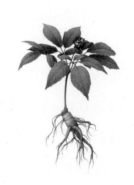

【舌象及成因】舌色鲜红，有散在的白色小点鼓起于舌面，这是热毒炽甚，舌将糜烂的先驱。有散在的白色小点，却凹陷而低于舌面，这是由于脾胃气虚，不堪热毒攻冲的反映。

【主病】热毒炽盛，脾胃气虚而热毒攻冲。

【治法】清热败毒，养目清热。

红（绛）芒刺舌

【舌象及成因】舌色或红或绛，舌上原来的颗粒，形成尖锋似的，这叫芒刺。形成芒刺的原因，正如《温热论》所说："不拘何色，舌上生芒刺者，皆是上焦热极也。"而《伤寒论本旨》又说："凡舌生芒刺者，苔必焦黄或黑无苔者，舌必深绛；其苔白或淡黄者，胃无大热，必无芒刺。"是中焦有热亦能生芒刺。临床所见，邪热一经入于营分，无论在上焦在中焦，都可以出现芒刺。

【主病】营分郁热。

【治法】清营泻热。

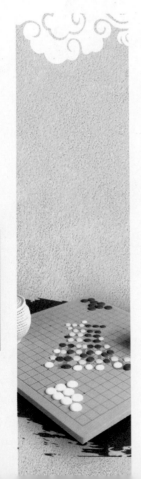

绛紫舌

【舌象及成因】绛红色进一步加深，则呈绛紫色。为邪热入营入血，在不断发展传变的标志。《舌鉴辨正》说"紫见全舌，脏腑皆热极也。"《舌胎统志》说："紫舌干裂纹者，热极不治。"《察舌辨证新法》说："质紫无苔，热在阴分也。"热盛使舌色由绛红而变为绛紫，主要是因为热邪不断地亢盛，则津气两伤，津伤的结果，血液便失去滋润；气伤的结果，血液亦难以运行。于是血气壅滞不畅，而呈绛紫色。这时舌上的津液缺少，所以"舌干裂"。

【主病】热盛伤津，气血壅滞。

【治法】清热育阴，导滞决壅。

白舌

淡白舌

【舌象及成因】舌色红少白多，称为淡白。它的成因主要由于虚寒，即由于阳气衰少，化生阴血的功能既弱，无力推动血液运行，因而使血液不能充分营运于舌质之中，以致舌质显现浅淡不红。虚寒的"寒"，只是阳气不足之意，不是指有外感寒邪。所以《辨舌指南》说："若全舌无苔，有津湿而光滑，或其苔白色与舌为一，刮之不起垢腻，口唇必润泽无缝，淡白透明（舌质全部明净无苔的意思），是虚寒也。"

【主病】虚寒。

【治法】温补。

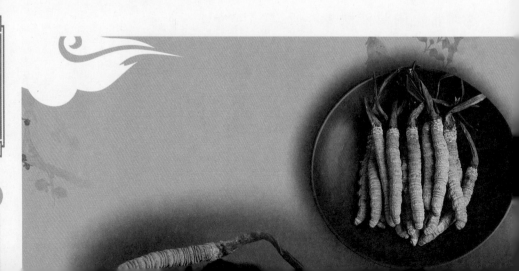

中医药科普读本 第一辑

观舌察病

淡白湿润舌

【舌象及成因】舌色淡白，舌上水津较多。这是脾阳不振，水湿不能完全运化的表现。好像有过剩的水分因体内水分的运化，清的升而为津，浊的降而外泄。脾阳亏损，运化减弱，使体内水湿增多，因而使舌上相应地显出湿润的现象。也正因为脾阳不足，不能充分推行血液，以致营养不良，故舌呈淡白色。

【主病】脾阳虚损，水湿潴留。

【治法】温补脾阳，健脾利湿。

淡白少津舌

【舌象及成因】舌上津液不足，甚至没有津液，是由于阳气虚损不能生化津液。津液的来源，是由水谷精微经过阳气的温阳而化生，复经过阳气的运行而散发到全身。若中、上焦脾和肺脏的阳气虚弱，则脾阳不能生津，肺气无以布津，反应于舌上，必然是色淡白而缺少津液。

【主病】阳气虚损，津液不足。

【治法】扶阳益气，生律润燥。

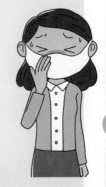

淡白光莹舌

【舌象及成因】舌色淡白，舌面的薄苔全部脱光，好像新剥皮的鸡肉一般，故叫作"光莹"，即光滑洁净的意思。这样舌象的形成，主要是由于脾胃损伤，气血两虚，久久不能恢复所致。《舌鉴辨正》称为"纯熟白舌"，并说："乃气血两虚，脏腑皆寒极（虚极的意思）也，宜十全甘温救补汤（十全大补汤去桂加鹿茸）。"初起每由舌的中心先见光滑，逐渐向四边发展，终至全舌光滑无苔。因为脾胃亏虚，食欲不振，时间久了，必然导致气血两虚，营养不良，舌质得不到足够的营养，以致舌苔逐渐脱落，又不能续生新苔。结果便呈全舌都淡白而光滑了。

【主病】气血两虚。

【治法】养胃健脾，补气生血。

青舌

青色舌

【舌象及成因】舌色发青，古医书形容如水牛之舌，多见于阴寒证和换血证。《舌胎统志》说："青色舌，……乃寒邪直中肾肝之候，竟无一舌属热之因。"这是阴寒邪胜，阳气郁而不宣之故。《辨舌指南》说："舌边色青者，有换血郁阻也，……舌青口燥，漱水不欲咽，……内有瘀血也。"有瘀血而舌色青，这和体表受跌扑伤而发青，同一理由。

【主病】寒凝阳郁，瘀血。

【治法】温阳散寒，活血行瘀。

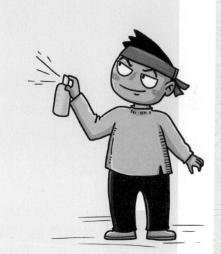

紫舌

暗紫舌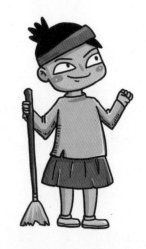

【舌象及成因】舌色绛紫，晦暗而不润泽，略带灰色，称为暗紫舌。这种舌象的成因有三：（1）热邪深重，津枯血燥，血行壅滞；（2）素有瘀血，今又邪热入于营分，血热瘀蕴、经脉阻滞；（3）温热挟湿，湿与热并，蕴结不解。所以叶天士《温热论》说："热传营血，其人素有瘀伤宿血在胸膈中，挟热而抟，其舌色必紫而暗，扪之湿。"在临床上要分辨的，若仅是热邪入血，应是暗紫而干燥无津；有瘀血的，则暗紫而润湿；挟湿的，则暗紫二兼有秽垢。

【主病】热邪入血，营热挟瘀，血蕴湿热。

【治法】凉血散血，清营破瘀，清营利湿。

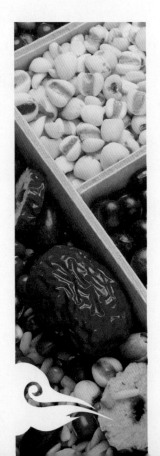

中医药科普读本　第一辑

观舌察病

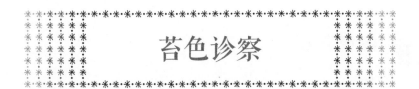

苔色诊察

苔质既由病变邪气而生，苔色亦由病变邪气而着，不同的病邪，即可以见到不同的苔质，也可以出现不同的苔色。

《伤寒指掌》说："白苔肺经，绛苔心经，黄苔胃经，鲜红胆经，黑苔脾经，紫色肾经，焦紫起刺肝经，青滑肝经。"这是从脏腑不同的性质来分辨其不同病变的苔色。这种分法，有较大的局限性，临证所见，不一定如此。

风寒外感，病在表分，往往见白色苔；病在于里，热邪内作，往往见黄色苔；黑色之浅者便是灰，苔色灰黑而有津，多为肾经的寒湿；苔色灰黑而无津，多为肾经的热邪。随着病变的发展，苔色由白而黄，由黄而黑，常验证于热性病的进行期；苔色由黑而黄，由黄而白，常验证于热性病的消退期。临床上根据苔色的转变来辨证，是有很大价值的。

《辨舌指南》引马良伯云："外淫内伤，脏腑失和，则舌上生苔，故白苔者，病在表；黄苔者，病在里；灰黑苔者，病在肾。苔色由白而黄，由黄而黑者，病日进；苔色由黑而黄，由黄而白者，病日退。"这是根据病变的性质来分析苔色，颇有实践意义的。

黄色苔类

淡黄苔

【舌象及成因】苔薄白中而带有浅黄色，是为淡黄。往往是由薄白苔转变而来，证明病变已开始由寒化热，由表入里。肺，指肺气所主的卫分而言，即是病犹在表；胃，代表里证。如表证的恶寒、发热、自汗等，便属于肺卫的症状。因此苔色淡黄，常为风热在表，或风寒在表化热的反映。若苔色淡黄而较厚，并见脘闷不畅的，常为邪入胸脘，热中夹湿，气滞不宣所致。

【主病】风热在表或风寒化热，胸脘湿热。

【治法】辛凉解表，宣湿透表。

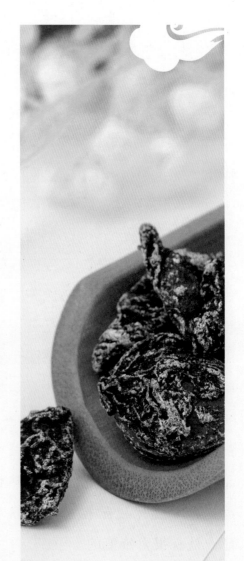

中医药科普读本 第一辑

观舌察病

黄滑苔

【舌象及成因】苔呈正黄色而略厚，颗粒分明，湿润光滑，常见于热邪入里的初期。另有一种黄滑苔，其黄而润滑，好像涂抹一层鸡蛋黄似的，又叫作水黄苔。

【主病】热邪入里初期，湿温病，黄疸。

【治法】清热透表，清温化湿，渗利湿热。

黄浊苔

【舌象及成因】苔色深黄，颗粒不清，垢浊胶结，浑成一片，是为黄浊苔。多见于湿热秽浊内盛的患者。在临床上有以下两种情况的分辨：（1）苔黄浊而不甚厚，苔面略呈光滑的，为邪热散漫，尚未积聚之征；（2）苔黄浊，有如土碱粉铺在舌上，色黄暗而厚的，是湿热秽浊之邪已与胃肠中陈腐宿垢相结的表现。

【主病】湿热秽浊之邪内盛。

【治法】芳香化浊，辛开苦降。

黄黏腻苔

【舌象及成因】苔色黄而黏腻，颗粒紧密胶黏，有如黄色粉末调涂舌上，主邪热与痰涎湿浊交结为患。如果黄色深，黏腻程度极稠厚的，是热重于湿，痰涎之邪亦甚；如果黄色浅，黏腻程度较稀薄的，是湿重于热，痰涎之邪亦轻。

【主病】湿热痰涎交结为患。

【治法】清热化湿祛痰。

黄干苔

【舌象及成因】苔色黄，干而少津，总属邪热伤津的病变。临证出现这种苔，有两种情况应当分辨：一种是见于疾病的初期，苔由白转黄，由润而干，这是外邪化热，初入于里，邪热伤津的现象。一种是见于疾病的后期，苔由厚而薄，色由深而浅，这是邪热虽退，津犹未生的反映。这两种黄干苔，都是比较薄的。至于苔干色黄，满舌厚积，则为实热里证无疑。

【主病】邪热传里，热退津伤，实热里证。

【治法】泻热清里，甘寒生津，苦寒攻下。

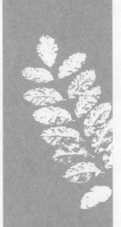

根黄尖白苔

【舌象及成因】舌尖部苔薄而白，中部以至后半部苔为黄色而较厚；所呈黄色部分，一般都是由白而变黄，由薄而变厚的，为表邪逐渐化热入里之征。

【主病】表邪化热入里。

【治法】辛凉透表，清里泻热。

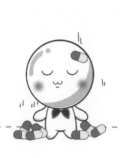

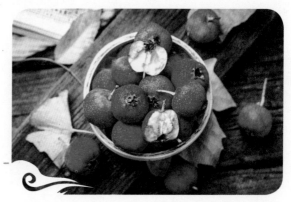

尖黄根白苔

【舌象及成因】舌中及根部均为薄白色苔，唯舌尖则呈黄色，为热在上焦之征。

【主病】热在上焦。

【治法】清解热邪。

双黄苔

【舌象及成因】舌的两旁各呈一长条形的黄色苔，其余都是薄白苔，是为双黄苔。外感病而见此苔是表邪入里，表犹未罢之候；杂病而见此苔，是邪热聚于肠胃，肠胃不和之征。

【主病】表邪入里，表犹未罢，热聚胃肠。

【治法】清热透表，清涤胃肠。

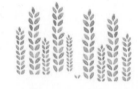

半黄半白苔

【舌象及成因】舌苔纵分两色，一边苔色白，一边苔色黄，无论黄色的深浅，或苔的厚薄，多为邪热郁于肝胆之候。

【主病】肝胆郁热。

【治法】清泻肝胆。

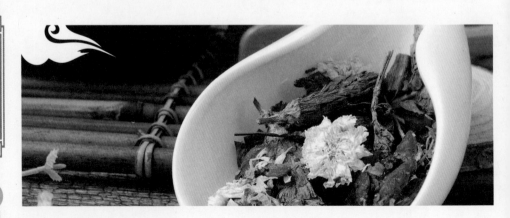

中医药科普读本 第一辑

观舌察病

黑色苔类

薄灰黑苔

【舌象及成因】舌上苔极薄，呈灰黑色，如烟煤所熏，隐隐可见，这是属于挟阴证的反映。所以它往往有口不渴而四肢发寒的症状。有的则见舌的四周无苔，仅舌的中部有薄浮灰黑色苔一层，光滑而润，为寒中太阴，寒湿困脾的征象。

【主病】中焦阴寒。

【治法】温中散寒。

黑灰滑腻苔

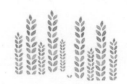

【舌象及成因】灰黑色苔，满布舌面，或较厚，在舌的中部和根部润而光滑，这是寒湿浊邪停于胃肠的反映。如果色灰黑，苔厚腻而黏，更是痰湿夹热伏于中焦的见证。这种舌苔的外证，多见口苦唇燥，脉来沉滑。

【主病】寒饮痰湿，湿痰郁热。

【治法】温中燥湿，芳香清化。

中黑边白滑苔

【舌象及成因】舌中部苔灰黑滑润，边尖等处都是白滑苔，为虚寒夹湿；尤多见于脾阳不振，或水饮内停的病变。

【主病】阳虚寒湿。

【治法】温中散寒。

半白滑半黄黑苔

【舌象及成因】舌的左半或右半，一边是白滑苔，一边却是黄黑色苔，为热邪内结的象征，旧称为"脏结白滑舌"。

【主病】肝胆热结。

【治法】清泻肝胆热邪。

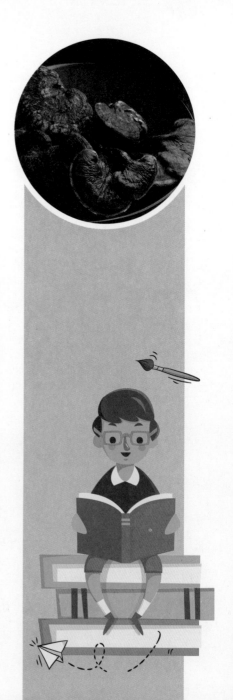

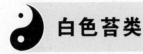 **白色苔类**

薄白苔

【舌象及成因】白色苔薄薄地平铺舌面，颗粒均匀，干润得中，舌色淡红而清爽，这本是正常的舌苔。诸如风寒、风湿、寒湿等六淫之邪，病犹在表，尚未传里的时候，舌苔往往不起什么变化，而仅见此正常的薄白苔。所以《伤寒绪论》说："伤寒，邪在表，则胎不生，邪热传里，则胎渐生，自白而黄。"因为病邪仅在表的部位，脏腑之气无伤，舌苔当然受不到任何影响而生变化。故这种薄白正常苔，在临证意义上，可用以作病邪在表而未入里之旁证。

【主病】风寒湿邪在表。

【治法】辛温解表。

薄白滑苔

【舌象及成因】白色苔薄薄地平铺舌面，但苔却显得特别湿润，好像被涂上一层米汤似的，这叫作薄白滑苔。苔之所以出现这样的水滑状态，主要是寒湿邪盛所致。

【主病】外感寒湿，水气上溢。

【治法】辛温解表，温中渗湿。

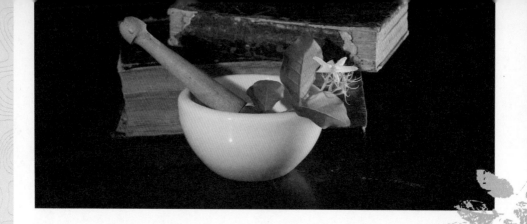

薄白干苔

【舌象及成因】白色苔薄薄地平铺舌面，但津液较少，显得苔非常干燥，这是肺脏津气两伤的反应，气虚无以化津，津少无以润舌，则苔势必失其濡养而干涸。

【主病】气虚津少，燥气伤肺。

【治法】益气生津，清润化燥。

白润略厚苔

【舌象及成因】白苔稍厚，平布舌面，颗粒均匀，润泽如常。这种苔在外感病中以邪在少阳经为多见。

【主病】风寒邪盛，邪传半里，中焦寒湿。

【治法】辛温散寒，和解少阳，温中燥湿。

白厚腻苔

【舌象及成因】苔色白而厚，颗粒坚紧或疏松，有如水调米粉状涂布舌上，布满全舌，或者边尖较薄，中部和根部略厚。这是中焦脾胃的阳气不振，以致饮食停滞，或为湿浊淤积之候。

【主病】饮食或湿浊停滞。

【治法】泻湿导滞。

白厚腻滑苔

【舌象及成因】苔色白而厚腻，苔上水湿较多，有如稠厚豆腐浆涂抹舌上一般，是为白厚腻滑苔。凡脾阳不振，水饮停留，甚至寒湿痰饮停聚，多能见到这种舌苔。

【主病】寒湿痰饮停聚。

【治法】温中渗湿困痰。

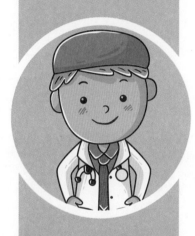

白厚腻干苔

【舌象及成因】苔色白而厚腻，但水津甚少，干燥异常，是为白厚腻干苔。其主要成因有二：首先是由于胃中津气不足所致，其次是热内郁而湿不化。所谓"热滞"，实际是热郁，热邪郁滞于里，因而苔干少津；湿浊停蓄于中，尽管苔干少津，而苔却不见黄色。

【主病】津伤湿滞，湿盛热郁。

【治法】生津导滞，清热化湿。

白糙、裂苔

【舌象及成因】苔色白，或薄或厚，颗粒粗松，干而且硬，望之似砂石，扪之则糙手，这叫白糙苔。若颗粒较细，质地板硬，布有纵横裂纹，这叫白裂苔。但这两种舌象，是可以同时出现的。因为两者的成因基本相同，都是由于内热暴起，津液暴伤所致。

【主病】暴热伤津，暑热伤气。

【治法】生津泄热，清暑益气。

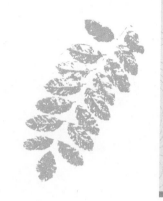

白黏腻苔

【舌象及成因】白黏腻苔，就是白厚腻苔上罩一层浑浊黏液，有如鸡蛋清样涂抹在苔面，使舌上颗粒相互粘连，合成一片，多为有湿、有痰的征兆。

【主病】痰湿，中焦湿热，湿滞气分。

【治法】燥湿化痰，芳香化浊，解肌去湿。

白如积粉苔

【舌象及成因】舌上满布白色苔，颗粒疏松，有如白粉厚厚地铺堆舌上，扪之涩而不燥。以下几种情况可以见到这积粉苔:（1）时疫初起,邪热浮越于经阶段;（2）邪毒内盛时期;（3）邪热弥漫三焦的病症。总之，白如积粉苔，是属于温热病苔，与以上所述各种白苔都大不相同。

【主病】邪热浮经，邪毒内盛，热聚三焦。

【治法】疏利邪热，清解化毒，清凉泄热。

雪花苔

【舌象及成因】苔色洁白，津少光亮，其形有如片片雪花布散舌上，其色比一般白色苔的色还要白。产生这种苔的主要原因，是由于脾阳衰竭，寒湿凝闭于中焦，衰竭的脾阳，处于既不能运化水湿，又无以输布津液的状态。

【主病】脾阳衰败。

【治法】甘温扶阳。

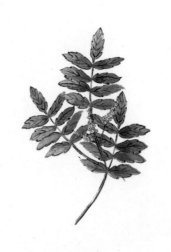

霉苔

【舌象及成因】舌上罩着一层夹有黏液的灰白色垢腻，颜色晦暗，或杂有较白色的小点，轻的仅见于舌上某一部分，重则满舌皆是。多因胃肾阴虚，湿邪内服，虚热与湿毒蕴郁熏蒸而成。

【主病】胃肾阴虚，湿毒熏蒸。

【治法】养阴清热解毒。

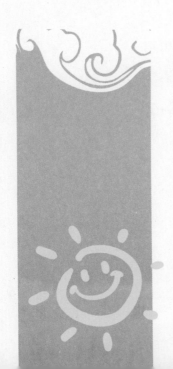

偏白滑苔

【舌象及成因】舌苔纵分成左右两半：一半是正常的薄白苔；一半却是苔色白而滑。左右偏见，病情不一。右半属气，左半属血。气主表，故邪气浅，而在肌肉或半表里；血入脏，其病深。

【主病】邪入半表里，脏结。

【治法】疏解少阳，温中散寒。

半截白滑苔

【舌象及成因】舌苔横分为前后两半，一半有白滑苔，则无，是为半截白苔。白滑苔仅在内半截说明寒湿邪气在里，或者滞于下焦。

【主病】寒湿在表，下焦寒湿。

【治法】辛温解表，温里散寒。

白苔双黑

【舌象及成因】灰黑色苔两片，分布于舌的左右两侧，其余都是白苔，舌色正常，干润适中，这是中焦虚弱，外袭之寒邪，入于胃腑，致使饮食停积不运，属于寒实证。

【主病】中焦寒湿，脾胃实热。

【治法】温中散寒，清里泻热。

白苔黑点（斑）

【舌象及成因】全舌白苔，在白苔中散布黑色小点，或较黑点稍大的黑斑，多为邪热在里的征候。故《舌鉴辨正》又说："白苔黑斑舌，如刮之即净者，微湿热也，宜泻湿清热。若不净，底子腻涩粗燥者，十二经皆实热，阳火烧阴将竭也。皆里证，无表证。"这完全是属于湿热内盛的病变了。

【主病】表邪入里化热，湿热内盛。

【治法】清里热微解表，苦寒泻热。

白苔黑刺

【舌象及成因】白色苔之中满生干黑芒刺，有两种情况应当分辨：一种是苔刺均润，以指抚摸，并不碍手，病人亦没有糙刺的感觉，而且剥之即净，这往往是真寒假热的表现；另一种是舌上无津，苔刺均甚粗糙，摸之刺手，多为寒邪化热以后的象征。

【主病】真寒假热，寒邪化热。

【治法】甘温除热，苦寒泻热。

中医药科普读本 第一辑

观舌察病

舌诊与治疗

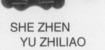

SHE ZHEN
YU ZHILIAO

肝胆诊治

 中风

中风是以突然昏仆、半身不遂、口舌歪斜、偏身麻木为主要临床表现的一种病证。因正气亏虚，饮食、情志、劳倦内伤等病因，致使风、火、痰、瘀痹阻脑脉或血溢脑脉之外引起的，相当于西医学中的急性脑血管疾病。临床舌象常见：

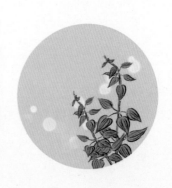

1 舌红绛苔黄腻

多为风阳暴升，突然昏仆，不省人事，鼻鼾痰鸣，两手握固，大小便闭，牙关紧闭，口噤不开，肢体内强痉拘急。

用药参考

多先灌服或鼻饲牛黄安宫丸。用选羚羊角清肝息风；生石决明、龟板、白芍滋阴潜阳；生地、菊花、夏枯草、蝉衣降火息风，丹皮清热凉血。

小药方

羚羊角汤减。若喉间有痰，加竹沥、天竺黄、胆南星以化痰；昏睡者，可加郁金、葛蒲以增强豁痰透窍之力；面红目赤，脉弦有力者，加龙胆草、黄芩、栀子以清肝泻火；腹胀便秘，苔黄厚者，加生大黄、枳实、芒硝以通腑导滞；如有抽搐，可加全蝎、蜈蚣、僵蚕。

2 舌强色红绛苔薄黄

多见半身不遂，偏身麻木，言謇或不语，或口舌歪斜，心烦易怒，尿赤便干。

用药参考

多选天麻、钩藤平肝息风；生石决明镇肝潜阳；黄芩、栀子清热泻火；川牛膝引血下行；杜仲、桑寄生补益肝肾；益母草活血利水；夜交藤、茯神安神定志。

小药方

天麻钩藤饮。可酌加地龙、僵蚕、桑枝、络石藤等搜风通络。易怒甚者，加丹皮、郁金凉血开郁；头晕头痛甚者，加菊花、桑叶疏风清热；便干便秘者，加生大黄。

3 舌暗红少苔

多为阴虚阳亢，突然发生口眼歪斜，舌强语謇，或手足重滞，甚则半身不遂。

选怀牛膝补肝肾，生龙骨、生牡蛎、代赭石镇肝潜阳；龟板、白芍、玄参、天冬滋养阴液，茵陈、川楝子、麦芽清泄肝阳。

小药方

镇肝息风汤。可配以钩藤、菊花息风清热。有痰热者，加天竺黄、竹沥、川贝母以清化痰热；加黄芩、栀子以清心除烦，失眠者加夜交藤、珍珠母以镇心安神；若头痛重者，加生石决明、夏枯草以清肝息风。

4 舌暗淡苔白腻

多症见突然昏仆，不省人事，半身不遂，瘫软不温，甚则四肢逆冷，面白唇暗，静卧不烦，痰涎壅盛。

用药参考

宜先灌服或鼻饲黑苏合香丸以辛温开窍，再选半夏、陈皮、茯苓健脾燥湿化痰；胆南星、竹茹清化痰热；石菖蒲化痰开窍；枳实降气和中消痰；人参甘草健脾益气。

小药方

涤痰汤。若寒象明显者，加桂枝温阳化饮；兼有风象者，加天麻、钩藤平肝息风。

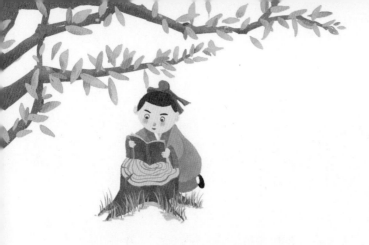

5 舌暗淡瘀斑

多为气虚血滞，脉络瘀阻。症见半身不遂，口舌歪斜，口角流涎，偏身麻木，言语謇涩或不语。

用药参考

黄芪益气生血；当归补血活血；赤芍、川芎、桃仁、红花、地龙活血化瘀。

小药方

补阳还五汤。若气虚，加党参、太子参以益气通络；言语不利者加远志、郁金、石菖蒲以祛痰利窍；口眼歪斜者，加白附子、全蝎、僵蚕等以祛风通络；肢体麻木者，加木瓜、伸筋草、防己以舒筋活络；上肢偏废者，加桂枝以通络；下肢瘫软无力甚者，加川断、桑寄生、杜仲、牛膝以补肾强筋；血瘀重者，选加莪术、水蛭、鸡血藤等；如手足肿甚者，可加泽泻、茯苓、防己、苡仁等；大便秘结者，加火麻仁、郁李仁、肉苁蓉。

荐药台：

（1）安宫牛黄丸：清热解毒，镇惊开窍。口服或鼻饲，每次1—2丸，每日2次。适用于风火上扰清窍，或痰热闭窍者。

（2）苏合香丸：芳香开窍，行气解郁，散寒化浊，辟秽醒神。口服或鼻饲，每次1丸，每日1—2次。适用于中风寒闭者。

（3）大活络丸：调理气血，舒筋活络，祛风除湿，理气豁痰。口服，每次3克，每日2次，温黄酒送服更佳。用于气血双亏、肝肾不足和风痰阻络引起的中风。

验方推荐：

（1）藜芦、南星各10克，共研细末，加面粉适量，水泛为丸。每服3克，每日2次。适用于痰阻神窍之中风。

（2）荆芥20克，水煎，早晚分服。适用于风邪中经络之证。

（8）天麻、黄芩、钩藤、玄参、怀牛膝、丹参、夏枯草各9克，生地黄12克，生牡蛎、石决明各30克。水煎服。适用于阴虚阳亢型。

☯ 黄疸

黄疸是因感受湿热疫毒等外邪，致使肝胆功能失调引起的，以目黄、身黄、尿黄为主要临床表现的肝胆病证。相当于西医学中肝细胞性黄疸、病毒性肝炎、肝硬化、胆石症、胆囊炎。临床舌象常见：

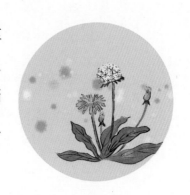

1 舌苔黄腻

多为湿热熏蒸，壅滞肝胆。症见身目俱黄，黄色鲜明，身热口渴，心中懊侬，口干口苦，恶心呕吐，大便秘结。

❖ 用药参考 ❖

多选茵陈清热利湿，疏肝利胆退黄；茯苓、滑石、车前草利湿清热；栀子、黄柏、连翘、垂盆草、蒲公英清热泻下；大黄通腑化瘀，泻热解毒。

小药方

茵陈蒿汤。如胁痛较甚，可加柴胡、川楝子、郁金、玄胡等疏肝理气止痛；如热毒内盛，心烦懊侬，可加黄连、龙胆草以增强清热解毒之功；如恶心呕吐，可加橘皮、竹茹、半夏等和胃止呕。

2 舌苔厚微黄

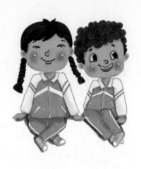

多为湿热，困阻中焦，胆汁不循常道所致。症见身目俱黄，头身困重，恶心呕吐，胸脘痞满。

❧ 用药参考 ❧

多选茵陈清热利湿退黄；泽泻、茯苓利水渗湿；白术健脾益气，运化水湿；桂枝助膀胱气化。

小药方

茵陈五苓散。如胸腹痞胀、呕恶纳差，可加苍术、厚朴，健脾燥湿。

3 舌红苔黄

多为湿热郁滞，肝胆失疏所致。症见身目发黄，黄色鲜明，上腹、右胁胀闷疼痛，身热不退，口苦咽干，呕吐呃逆，大便秘，尿黄赤。

❧ 用药参考 ❧

多选柴胡、黄芩、半夏和解少阳；大黄、枳实通腑泄热；郁金、佛手、茵陈、山栀子疏肝利胆退黄；白芍、甘草缓急止痛。

小药方

大柴胡汤。如砂石阻滞，可加海金沙、金钱草、玄明粉利胆化石；恶心呕逆明显，则加厚朴、竹茹、陈皮和胃降逆；胁痛重者，可加郁金、枳壳、木香。

4 舌淡苔薄

多为黄疸日久，脾虚血亏所致。症见身目俱黄，黄色较淡而不鲜明，胁肋隐痛，肢体倦怠乏力，食欲不振，大便溏薄，食少腹胀，心悸气短。

用药参考

多选饴糖温中补虚，缓急止痛；桂枝温阳；白芍养阴；生姜、大枣温胃健脾；黄芪益气升阳。

小药方

黄芪建中汤。如气虚乏力明显者，重用黄芪，并加党参增强补气作用；血虚者可加当归、地黄养血；心悸不宁、脉细而弱者，则加熟地、首乌、酸枣仁补血养心。

5 舌红绛苔黄燥

多为湿热疫毒炽盛所致。症见黄疸迅速加深，其色如金，皮肤瘙痒，高热口渴，胁痛腹满，神昏谵语，烦躁抽搐，或见衄血、便血、肌肤瘀斑等危重症候。

用药参考

多选犀角（用水牛角代）、黄连、栀子、板蓝根、生地、玄参、丹皮清热凉血解毒；茵陈、土茯苓清热利湿退黄。

犀角散。如神昏谵语，可加服安宫牛黄丸；如动风抽搐者，加钩藤、石决明，另服羚羊角粉；如衄血、便血、肌肤瘀斑重者，则可加黑地榆、侧柏叶、紫草、茜根炭凉血止血。

荐药台：

（1）茵栀黄口服液：清热，解毒，利湿。口服，每次1—2支，每日3次。主要用于湿热黄疸。现代多用于急性、慢性和重症肝炎。

（2）龙胆泻肝丸：清肝胆，利湿热。口服，每次8丸（浓缩丸），每日2次。用于肝胆湿热型黄疸。

（3）安宫牛黄丸：清热解毒，镇惊开窍。口服，每次1丸，每日1次。用于热毒炽盛型黄疸。

验方推荐：

（1）茵陈，绿豆，大蒜，水煎服。用于湿热黄疸。

（2）大黄，枳实，栀子，豆豉，煮服。

胁痛

胁痛是指因肝胆受损，气血不调所引起的一种病证。相当于西医学中的急慢性肝炎、胆囊炎、胆石症。疼痛性质可表现为刺痛、胀痛、隐痛、闷痛或窜痛。可兼胸闷、腹胀、嗳气、急躁、易怒、口苦、纳呆、胁下痞块、癥瘕等症。临床舌象常见：

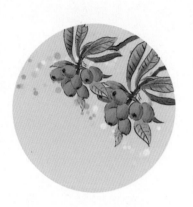

1 舌苔薄白

多为肝失条达，气机郁滞。症见胁肋胀痛，走窜不定，情志不舒，善太息，口苦，脘腹胀满。

用药参考

多选柴胡、枳壳、川楝子疏肝理气止痛；白芍、甘草养血柔肝；川芎、郁金活血行气通络。

小药方

柴胡疏肝散。胁痛重者，酌加川延胡索、青皮；口干口苦，尿黄便干，加栀子、黄芩、胆草等清肝之品；若肠鸣，腹泻者，酌加白术、茯苓、泽泻、薏苡仁以健脾止泻；若有恶心呕吐，加半夏、陈皮、藿香、生姜等以和胃降逆止呕。

2 舌红苔黄腻

多为湿热蕴结所致。症见胁肋胀痛，拒按，恶信呕吐，厌食油腻。

用药参考

多选用龙胆草、栀子、黄芩清肝泻火；柴胡疏肝理气；木通、泽泻、车前子清热利湿；生地、当归养血清热益肝。

小药方

龙胆泻肝汤。若便秘，腹胀满者，可加大黄、芒硝以泄热通便；若白睛发黄，尿黄，可加茵陈、黄柏、金钱草以清热除湿；久延不愈者，可加三棱、莪术、丹参、当归尾等活血化瘀。

3 舌质紫暗

多为瘀血停滞，肝络痹阻。症见胁肋刺痛，痛处固定而拒按，入夜尤甚，或胁下有积块，或面色晦暗，脉沉涩。

用药参考

多选桃仁、红花、当归、川芎、赤芍活血化瘀而养血；柴胡行气疏肝；枳壳行气宽中，桔梗开肺气；牛膝通利血脉，引血下行。

小药方

血腑逐瘀汤。

4 舌红少苔

多为精血耗伤。症见胁肋隐痛不已，遇劳加重，两目干涩，心中烦热，头晕目眩。

用药参考

多选生地、枸杞滋养肝肾；麦冬、沙参、麦冬、当归滋阴养血柔肝；川楝子疏肝理气止痛。

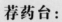

小药方

一贯煎。若视物昏花，可加草决明、女贞子；头晕目眩甚者，可加钩藤、天麻、菊花；若心烦不寐者，加酸枣仁、炒栀子、合欢皮；阴虚火旺，加黄柏、知母、地骨皮。

荐药台：

（1）舒肝丸：舒肝和胃，理气止痛。口服，每次1丸，每日2次。用于肝郁气滞，胸胁胀满、疼痛。

（2）加味逍遥丸：舒肝清热，健脾养血。口服，蜜丸：每次1丸，每日2次。用于肝郁脾虚，两肋胀痛。

验方推荐：

（1）土茯苓、白花蛇舌草、薏苡仁、茵陈、半支莲、蒲公英、板蓝根各适量，水煎服。用于湿热中阻之胁痛。

鼓胀

鼓胀是指因肝病日久，致使气滞、血瘀、水停于腹中，以腹胀大如鼓、皮色苍黄、脉络暴露为主要临床表现。相当于西医学中所指的肝硬化腹水，临床舌象常见：

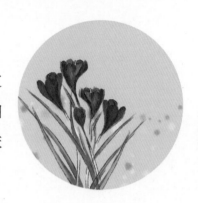

1 舌苔薄白

多为肝郁气滞，脾运不健，湿浊中阻所致。症见腹部胀大，胁下胀满或疼痛，食后腹胀。

用药参考

多选柴胡、枳壳、芍药、香附疏肝解郁；茯苓、猪苓、泽泻健脾利水；桂枝辛温通阳，助膀胱气化，增强利水之力；苍术、厚朴、陈皮健脾理气除湿。

小药方

用柴胡疏肝散合胃苓汤。气滞偏甚者，可酌加佛手、沉香、木香调畅气机；若苔微黄，口干口苦，可酌加丹皮、栀子；若神倦、便溏，宜酌加党参、附片、干姜、川椒以温阳益气；气滞血瘀者，可加延胡索、丹参、莪术活血化瘀；若见头晕失眠、舌质红脉弦细数者，可加制首乌、枸杞子、女贞子等。

2 舌有齿痕、苔腻水滑

多为脾肾阳虚，水湿内聚所致。症见腹大胀满，面色苍黄，畏寒肢冷，腿肿，脉沉。

用药参考

多选附子、干姜温中散寒；党参、甘草健脾；猪苓、茯苓、泽泻淡渗利湿；桂枝通阳化气。

小药方

用附子理中丸合五苓散。乏力懒言、纳少、便溏者，可加黄芪、山药、薏苡仁、白扁豆益气健脾。偏于肾阳虚者，宜用附子、肉桂温补肾阳；熟地、萸肉滋肾填精；茯苓、泽泻、车前子利尿消肿；丹皮活血化瘀。

3 舌白苔滑

多为脾阳不振，寒水内停所致。症见腹大胀满，下肢浮肿，脘腹痞胀，怯寒懒动，小便少，大便溏。

用药参考

多选白术、苍术、附子、干姜振奋脾阳；厚朴、木香、陈皮行气除湿；茯苓、泽泻利水渗湿。

实脾饮。浮肿较甚，可加肉桂、猪苓、泽泻、车前子利水消肿；如兼胸闷咳喘，可加葶苈子、苏子、半夏等止咳平喘；气虚者可酌加黄芪、党参；如胁腹胀痛，可加郁金、香附、青皮、砂仁等理气和络。

4 舌尖红、苔黄腻

多为湿热，蕴结中焦，浊水内停所致。症见拒按，烦热口苦，渴不欲饮，面目发黄。

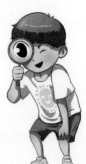

用药参考

多选茵陈、金钱草、黄柏清化湿热；苍术、厚朴、砂仁行气健脾化湿；大黄、泽泻、猪苓分利二便。

中满分消丸合茵陈蒿汤加减。如腹部胀急，大便干结，可用舟车丸。

5 舌质暗有瘀斑

多为肝脾瘀结，络脉滞涩。症见腹大，按之不陷而硬，胁腹刺痛拒按，唇色紫褐，大便色黑。

用药参考

多选赤芍、川芎、莪术、延胡索、当归活血化瘀利
气；葶苈子、槟榔、茯苓、桑白皮、陈皮行气利尿；细
辛温经通阳；甘草调和诸药。

小药方

调营饮。如大便色黑，可加参三七、侧柏叶等化瘀
止血；胁下积肿，可选加穿山甲、地鳖虫、牡蛎，或配
合鳖甲煎丸内服；胀满过甚者，可用十枣汤以攻逐水饮，
如病久体虚，气血不足，宜用八珍汤补养气血。

6 舌红苔少

多为肝肾阴虚。症见腹大坚满，腹部暴露青筋，心
烦失眠，衄血。

用药参考

多选熟地黄、茱萸、山药滋养肝肾；茯苓、泽泻、
丹皮淡渗利湿；沙参、生地、枸杞滋养肝肾；当归、川
楝子活血疏肝；五灵脂、赤芍、桃仁、红花、活血化瘀；
川芎、乌药、延胡索、香附、枳壳行气活血；甘草调和
诸药。

小药方

用六味地黄丸或一贯煎合膈下逐瘀汤。偏肾阴虚以
六味地黄丸为主；偏肝阴虚以一贯煎为主，合用膈下逐

瘰汤。口干明显，酌加石斛、玄参、花粉、芦根、知母养阴生津；齿鼻出血者，加加鲜茅根、藕节、仙鹤草之类以凉血止血；若阴虚阳浮，面赤额红者，可加龟板、鳖甲、牡蛎滋阴潜阳；肌肤发黄者加黄柏、茵陈。

荐药台：

（1）六味地黄丸：滋肾养肝。口服，每次9克，每日3次。适用于肝肾阴虚者。

（2）金匮肾气丸：温补肾阳。口服，每次9克，每日3次。适用于肾阳虚者。

（3）舒肝丸：舒肝理气，消胀止痛。口服，每次1丸，每日2次。用于肝郁气滞之胸胁胀满，胃脘不舒等症。

验方推荐：

（1）西洋参、三七各30克，鸡内金60克，共研为细末。每次30克，开水送服，每日1次。

（2）白术、苍术、川牛膝、防己各30克。水煎服。

胆胀

胆胀是指因饮食、情志或外感，致使胆腑气机通降失常，以右胁胀痛为主。相当于西医学中端的急慢性胆囊炎、慢性胆管炎、胆石症等。临床舌象常见：

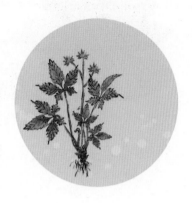

1 舌苔白腻

多为肝失疏泄，胆液通泄失常。症见右胁胀满疼痛，遇怒加重，胸闷脘胀，善太息，吞酸嗳腐。

◈ 用药参考 ◈

多选柴胡、川芎、白芍疏肝利胆；枳壳、香附、陈皮理气通降止痛；甘草调和诸药。

小药方

柴胡疏肝散。可加苏梗、青皮、郁金、木香行气止痛。若大便干结，加大黄、槟榔；气郁化火，口苦心烦者，加黄芩、栀子；腹部胀满，加川朴、草蔻、莱菔子；呕吐者，加代赭石；胆石者，加鸡内金、金钱草、海金沙。

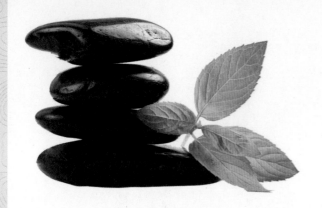

2　舌干红苔黄厚

多为胆石阻滞，久蕴湿热。症见右胁灼热疼痛，咽干口苦，大便秘结，心烦易怒。

用药参考

多选黄连、柴胡、白芍、蒲公英、金钱草、栝蒌清泻肝火；郁金、延胡索、川楝子解郁止痛；大黄利胆泄热。

小药方

清胆汤。方中金钱草，可用 30—60 克。心烦失眠者，加丹参、炒枣仁、夜交藤、生牡蛎；黄疸者，加茵陈、枳壳；口渴喜饮者，加麦冬、生地、玉竹；恶心呕吐者，加竹茹、半夏。

3 舌紫暗有瘀斑

多为瘀血，阻滞胆道所致。症见右胁刺痛较剧，痛有定处而拒按，面色晦暗，口干口苦。

 用药参考

多选柴胡、枳实、白芍、甘草疏肝利胆；炒五灵脂、生蒲黄活血化瘀。

小药方

四逆散合失笑散。可酌加郁金、延胡索、川楝子、大黄以增强行气化瘀之效；口苦者，加龙胆草、黄芩；恶心呕吐者，加半夏、竹茹；脘腹胀甚者，加枳壳、木香。

荐药台：

（1）龙胆泻肝丸：清泻肝经湿热。口服，每次6克，每日2—3次。适用于胆胀属肝胆湿热证者。

（2）加味逍遥丸：舒肝清热，健脾养血。口服，每次1丸，每日2次。适用于胆胀属肝郁脾虚证者。

验方推荐：

（1）龙胆草、醋柴胡、川芎、甘菊、生地水煎代茶。

（2）茵陈、金钱草、郁金水煎服。

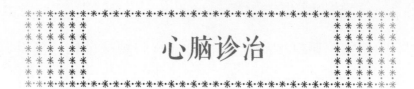

心脑诊治

☯ 心悸

心悸是指以心中跳动急剧，惊慌不安的一种病证。相当于西医学中各种原因引起的心律失常，如心动过速、过缓、早搏、心房颤动以及心功能不全，一部分神经官能症等。临床舌象常见：

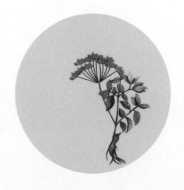

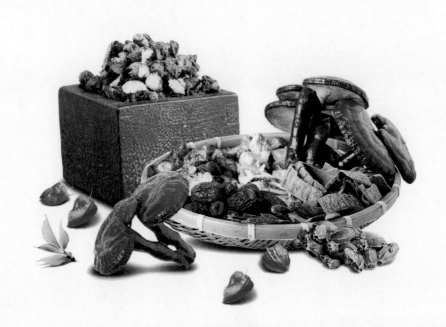

中医药科普读本 第一辑

观舌察病

1 苔薄白

多为气血亏损，心神失养。症见心悸不宁，坐卧不安，善惊易恐，不寐多梦，恶闻声响。

用药参考

多选朱砂、龙齿、琥珀镇惊安神；酸枣仁、远志、茯神养心安神；人参、山药益气壮胆；熟地、生地滋养心血；五味子收敛心气。

小药方

平补镇心丹。若气短乏力，头晕目眩，重用人参，加黄芪以益气；兼见心阳不振，加附子以温通心；心血不足者，加阿胶、首乌、龙眼肉以滋养心血；精神抑郁者，加柴胡、郁金、合欢皮、绿萼梅以疏肝解郁；瘀多者，加丹参、川芎、郁金、红花。

2 舌淡红

多为心血不足。症见心悸气短，失眠健忘，头晕目眩。

用药参考

多选当归、龙眼肉补养心血；黄芪、人参、白术、炙甘草益气生血；茯神、远志、酸枣仁宁心安神。

小药方

归脾汤。汗出肢冷者，加附子、煅龙骨、煅牡蛎；自汗盗汗者，加麻黄根、山萸肉收敛止汗；腹胀者，加陈皮、山楂、谷芽、麦芽、神曲；气短者，重用人参、黄芪；失眠多梦者，加合欢皮、夜交藤、柏子仁、莲子心等养心安神。

3 舌红少津、无苔

多为肝肾阴虚，水不济火。症见心悸，五心烦热，失眠，盗汗，耳鸣腰酸。

用药参考

多选生地、玄参、麦冬、天冬滋阴清热；当归、丹参补血养心；黄连清热泻火；人参、炙甘草补益心气；柏子仁赡养心神；桔梗引药上行以通心气。

小药方

天王补心丹合朱砂安神丸加减。若遗精腰酸者，加龟板、熟地、知母、黄柏；有瘀热者，加赤芍、丹皮、桃仁、红花、郁金等清热化瘀。

4 舌淡苔白

多为久病体虚，心阳损伤。症见心悸不安，形寒肢冷。

用药参考

多选桂枝、附片温振心阳；人参、黄芪益气助阳；麦冬、枸杞滋阴；龙骨、牡蛎重镇安神定悸。

中医药科普读本 第一辑

观舌察病

————————————

桂枝甘草龙骨牡蛎汤合参附汤加减。若形寒肢冷者，重用附子、桂枝温阳散寒；大汗出者，重用黄芪、人参、龙骨、牡蛎；水饮内停者，加葶苈子、泽泻等利水化饮；夹瘀血者，加丹参、赤芍、川芎、桃红、红花；心动过缓者，酌加炙麻黄、补骨脂、附子，重用桂枝以温通心阳。

5　舌胖苔滑

多为脾肾阳虚所致。症见心悸眩晕，渴不欲饮，下肢浮肿，形寒肢冷，恶心、欲吐。

用药参考

多选桂枝、炙甘草通阳化气；白术健脾祛湿。

小药方————————————

苓桂术甘汤。恶心呕吐者，加陈皮、半夏；肢肿者，加泽泻、猪苓利水渗湿；咳喘者，加杏仁、桔梗以开宣肺气；瘀血者，加当归、川芎、丹参活血化瘀。若肾阳虚衰，宜用附子温肾暖土；生姜温胃散水。

6　舌紫暗有瘀斑

多为血瘀气滞，心失所养。症见心悸不安，心痛如针刺。

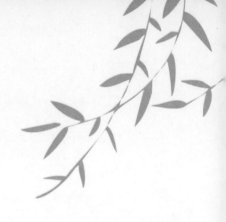

用药参考

多选丹参、赤芍、桃仁、红花活血化瘀；延胡素、香附、青皮理气通脉止痛；生地、当归养血活血；龙骨、牡蛎镇心神；桂枝、甘草通心阳。

小药方

用桃仁红花煎合桂枝甘草龙骨牡蛎汤。气虚加黄芪、党参、黄精；血虚加熟地、枸杞子；阴虚加麦冬、女贞子；阳虚加附子、淫羊藿；胸痛甚，加乳香、没药、五灵脂、蒲黄、三七粉等。

7 舌红苔黄腻

多为痰浊，郁久化火，痰火扰心。症见胸闷烦躁，失眠多梦，口干苦，小便短赤，大便秘结。

用药参考

多选黄连、山栀清心除烦；半夏、胆南星、陈皮清化痰热；生姜、枳实下气行痰；生牡蛎、生龙骨宁心安神。

小药方

黄连温胆汤。大便秘结者，加生内大黄；心悸重者，加珍珠母、石决明、磁石重镇安神；火郁伤阴，加麦冬、玉竹、天冬、生地养阴清热；脾虚者，加党参、白术、谷麦芽、白蔻仁益气醒脾。

中医药科普读本 第一辑

观舌察病

荐药台：

（1）归脾丸：益气补血。口服，每次5克，每日2次。适用于心脾两虚者。

（2）天王补心丹：养心安神。口服，每次9克，每日2次。适用于心阴亏虚者。

（3）心宝丸：温补心肾，益气助阳，活血通脉。口服，每次120—240毫克，每日3次。适用于心气阳亏虚者，1—2个月为一疗程。

验方推荐：

（1）山药（鲜品）60克、羊肉（去除脂肪）60克、红糖30克、黄酒50毫升。上药加水，用小火炖至羊肉烂熟，食之，同时喝汤，每日1剂，久服有效。用于精虚血亏，心阳阻滞之心律失常。

（2）黄芪30克、苦参30克、汉防己30克、葛根30克，水煎服，每日1剂。适用于兼气虚者。

（3）生酸枣仁10克、熟酸枣仁10克，水煎服，每日1剂，适用于各证型。

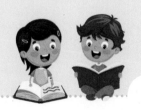

☯ 胸痹

胸痹是指痰浊留踞胸廓，或心气不足，鼓动乏力，致使心脉痹阻。

相当于西医学的缺血性心脏病。常伴心悸、气短，甚至喘促，惊恐不安，面色苍白，冷汗出等症。临床舌象常见：

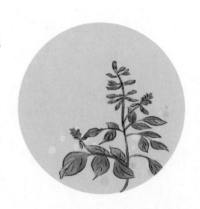

1 舌紫暗有瘀斑

多为心脉不通所致。症见心胸疼痛，如刺如绞，痛有定处，甚则心痛彻背。

❀ 用药参考 ❀

多选桃仁、红花、赤芍、牛膝活血通脉；柴胡、枳壳、桔梗、甘草调气疏肝；当归、生地补血调肝。

小药方

血腑逐瘀汤。寒者，加细辛、桂枝温通散寒；气滞者，加沉香、檀香辛香理气止痛；气虚者，加黄芪、党参补中益气。

2 苔薄或薄腻

多为心胸气滞、情志抑郁，血脉不和。症见心胸隐痛，痛

中医药科普读本 第一辑

观舌察病

无定处，脘腹胀闷。

用药参考

多选用柴胡、枳壳升降气机；香附、陈皮理气；白芍、甘草缓急舒脉止痛。

小药方

柴胡疏肝散。可根据病情需要，选用木香、沉香、降香、檀香、厚朴、枳实等芳香理气及破气之品；如气滞兼见阴虚者，可选用佛手、香橼等理气而不伤阴之品。

3 舌胖大有齿痕

多为痰浊盘踞，痹阻气机。症见胸闷重而心痛微，痰多气短，形体肥胖，倦怠乏力。

用药参考

多选栝蒌、薤白化痰通阳；半夏、胆南星、竹茹清化痰热；茯苓、人参、甘草健脾益气；陈皮、枳实理气宽胸。

小药方

栝蒌薤白半夏汤合涤痰汤。痰热，加海浮石、海哈壳化火；若阴虚火旺者，加生地、麦冬、龟板、玉竹等；大便干结者，加桃仁、大黄。

4　苔薄白

多为素体阳虚，阴寒，痹阻气机。症见卒然心痛如绞，喘不得卧，因气候骤冷发病或加重，手足不温，冷汗自出。

用药参考

多选桂枝、细辛温散寒邪；薤白、栝蒌化痰、行气；当归、芍药、甘草养血活血；枳实、厚朴理气通脉；大枣养脾和营。

小药方

枳实薤白桂枝汤合当归四逆散。若胸痛剧烈，用乌头散寒通络；附子、干姜温阳逐寒，振通心阳；蜀椒温经下气。

5　舌有齿痕苔薄白

多为心气不足，血行瘀滞所致。症见心悸气短倦怠乏力，易汗出。

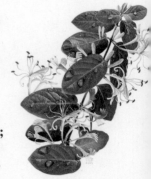

用药参考

多选黄芪、人参、炙甘草大补元气，通经利脉；五味子收敛心气；桂枝温通心阳；麦冬滋养心血。

小药方

生脉散合保元汤。有气滞血瘀者，可加丹参、当归；痰浊者，可用茯苓、白术、白蔻仁以健脾化痰；失眠心脾两虚者，可并用茯苓、茯神。

中医药科普读本　第一辑

观舌察病

6 舌红少津

多为心肾阴虚，血脉不畅所致。症见心悸盗汗，腰酸膝软，虚烦不寐，头晕耳鸣。

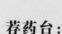 **用药参考**

多选生地、玄参、天冬、麦冬，以泻虚火；人参、炙甘草、茯苓益助心气；柏子仁、酸枣仁、远志、五味子交通心肾；当归、丹参、芍药滋养心血。

小药方

天王补心丹合加减复脉汤。酸枣仁汤清热除烦以养血安神；遗精盗汗，用左归饮以滋阴补肾，填精益髓。

荐药台：

（1）速效救心丸：芳香活血，通络止痛。含服，每次4—6粒，每日3次。

（2）心灵丸：活血化瘀，益气强心，定心安神。舌下含化或咀嚼后咽服，适用于冠心病，心绞痛。

验方推荐：

立效散3克、田七粉15克、云南白药中保险子1—2粒，黄酒送服。适用于心痛甚者。

痫病

痫病是以突然意识丧失，发则仆倒，不省人事，四肢抽搐，口吐涎沫为临床表现的一种发作性疾病。相当于西医学的癫痫。临床舌象常见：

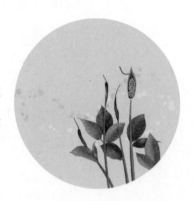

1 舌淡苔白腻

多为痫发日久，气血耗伤，心脾两虚。症见反复发痫，失眠多梦，心悸气短，神疲乏力，体瘦纳呆。

用药参考

多选人参、黄芪、白术、甘草、姜、大枣甘温补脾益气；当归养肝生血；酸枣仁、茯神养心安神；枳实、木香行气；半夏、橘红燥湿化痰。

小药方

归脾汤合温胆汤加煎。

2 舌红苔白腻

多为风痰闭窍所致。症见发病前常有眩晕、胸闷、痰多乏力。

多选天麻、全蝎、僵蚕平肝息风；川贝母、胆南星、姜半夏、竹沥、菖蒲涤痰开窍；茯神、琥珀、远志、辰砂安神定痫；茯苓、陈皮健脾化痰；丹参理血化瘀通络。

小药方

定痫丸。目斜视者，加生龙骨、生牡蛎、磁石、珍珠母重镇安神。

3　舌红苔黄腻

多为气郁化火，痰火扰神所致。症见发作时昏仆抽搐，吐涎或有吼叫。

多选龙胆草、青黛、芦荟直泻肝火；大黄、黄芩、栀子通泻上中下三焦之火；姜半夏、枳实理气涤痰；茯苓、橘红、人参健脾益气化痰；麝香、菖蒲，开窍清心；当归和血养肝。

小药方

当归龙荟丸合涤痰汤。若肝风者，加石决明、天麻、地龙、钩藤以平肝息风。

4　舌瘀斑苔薄白

多为血阻窍，脑神失养所致。症见平素头痛，或一侧面部抽动。

多选赤芍、川芎、桃仁、红花活血化瘀；老葱、麝香通阳开窍；地龙、全蝎息风定痫。

小药方————————————

通窍活血汤加减。痰涎偏盛，加半夏，胆南星，竹茹。

荐药台：

（1）白金丸：清心安神，豁痰通窍。口服，每次3—6克，每日1—2次，温开水送服。用于由痰阻心窍引起的癫痫发狂。

（2）医痫丸：祛风化痰，定痫止搐。口服，每次3克，每日2次。

验方推荐：

（1）川郁金、明矾各等份，研末，蜜丸，每次服12克，每日2次。适用于各证型。

（2）全蝎、蜈蚣各等份，研为细末，每次服1克，每日3次。适用于本病大发作者。

（3）丹参30克、赤芍12克、红花4.5克、夜交藤30克、枣仁15克、地龙9克、珍珠母30克，适用于瘀血阻络，心神不宁型。

眩晕

眩晕是以头晕、眼花为主要临床表现的一类病证。眩即眼花,晕是头晕,统称为"眩晕"。相当于西医学中高血压、低血压、低血糖、贫血、神经衰弱等病。

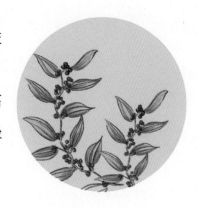

临床舌象常见:

1 舌红苔黄

多见眩晕耳鸣头目胀痛,失眠多梦,甚则仆倒、急躁易怒。

用药参考

多选天麻、钩藤、石决明平肝潜阳息风;黄芩、栀子清肝泻火;益母草清热活血;牛膝引血下行;茯神、夜交藤养血安神定志;杜仲、桑寄生补益肝肾。

小药方

天麻钩藤饮。若见阴虚较盛,可选加生地、麦冬、玄参等滋补肝肾之阴;若头痛较甚,耳鸣、耳聋暴作,可选加龙胆草、丹皮、菊花、夏枯草等清肝泻火;手足麻木者,可加珍珠母、生龙骨、生牡蛎、羚羊角以增清热息风之力。

2 舌苔白腻

多症见头重昏蒙，视物旋转，呕吐痰涎，胸闷恶心。

用药参考

多选陈皮、半夏健脾燥湿化痰；白术、苡仁、茯苓健脾化湿；天麻化痰息风；甘草、生姜、大枣健脾和胃。

小药方

半夏白术天麻汤。若肢重体倦，多寐，加藿香、佩兰、石菖蒲等醒脾化湿开窍；呕吐频繁者，加代赭石、竹茹和胃降逆止呕；若腹胀者，加厚朴、白蔻仁、砂仁等理气化湿健脾；若耳鸣重听者，加葱白、郁金、石菖蒲等通阳开窍。

3 舌暗有瘀斑

多为气血不畅，瘀血阻络。头痛，健忘，失眠，心悸，耳鸣耳聋。

用药参考

多选赤芍、川芎、桃仁、红花活血化瘀，通络止痛；麝香、老葱开窍散结止痛；大枣甘温益气；黄酒辛温活血。

小药方

通窍活血汤。若少气自汗等气虚证者，加入黄芪、党参以补气固表；若畏寒肢冷，加桂枝、附子温经活血；若当风而发，可重用加防风、白芷、荆芥穗、天麻等理气祛风之品。

4 舌淡苔薄白

多症见头晕目眩，神疲乏力，倦怠懒言，唇甲不华，纳少腹胀，心悸少寐。

用药参考

多选黄芪、当归益气生血；党参、白术、茯苓健脾益气安神；龙眼肉、枣仁、远志安神；木香健运脾胃；炙甘草调和诸药。

小药方

归脾汤。若易于感冒者，重用黄芪，加防风、浮小麦益气固表敛汗；若泄泻或便溏，边有齿痕者，当归宜炒用，并加薏苡仁、泽泻、炒扁豆健脾利水；兼见畏寒肢冷，腹中冷痛等阳虚症状者，加桂枝、干姜温中散寒；血虚，面白，加熟地、紫河车粉（冲服）、阿胶等养血补血，并重用参芪以补气生血；少寐健忘者，可加柏子仁、合欢皮、夜交藤养心安神。

5 舌红苔薄

多症见眩晕久发不已，少寐健忘，两目干涩，耳鸣，心烦口干，神疲乏力，遗精。

用药参考

多选熟地、山萸肉、山药滋阴补肾；菟丝子、枸杞子补益肝肾；鹿角霜助肾阳；牛膝强肾益精；龟板胶滋阴降火。

左归丸。若咽干口燥，五心烦热，潮热盗汗，可选加鳖甲、知母、黄柏、青蒿等滋阴清热；若失眠、多梦、健忘者，可选加阿胶、酸枣仁、鸡子黄、柏子仁等交通心肾；若遗精滑泄者，加芡实、桑螵蛸等；若下肢浮肿，可加桂枝、茯苓、泽泻等温肾利水；肝阳上亢者，可加龙胆草、柴胡、天麻等清肝、平肝、镇肝之品。

荐药台：

（1）二陈丸：燥湿化痰。口服，每次9克，每日3次。适用于痰浊上逆者。

（2）天麻首乌片：滋补肝肾。口服，每日6片，每日3次。用于肝肾阴虚者。

（3）杞菊地黄丸：滋肝补肾。口服，每次10克，每日2次。适用于肝肾阴虚者。

（4）十全大补丸：温补气血。口服，每次9克，每日2次。用于气血两虚之头晕。

验方推荐：

（1）桑椹子15克、黑大豆15克，水煎，每日1剂，分2次服。适用于脾肾虚亏之眩晕。

（2）泽泻30克、炒白术15克、怀牛膝9克。水煎，每日1剂，分2次服。适用于脾肾亏虚之眩晕。

☯ 失眠

失眠是以经常不能获得正常睡眠为主要临床表现的一类病证。相当于西医学的神经官能症、更年期综合征等。主要表现为睡眠时间、深度的不足及不能消除疲劳、恢复体力与精力。临床舌象常见：

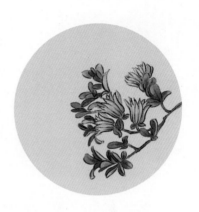

1 舌尖红苔薄黄

多见心烦不寐，口舌生疮。

❧ 用药参考 ❧

多选朱砂（冲服）安神；黄连清心除烦；生地、当归滋阴养血。

小药方

用朱砂安神丸。加黄芩、连翘清心泻火。若胸闷，加豆豉、竹茹宣通胸中郁火；若便秘者，加淡竹叶、大黄、琥珀。

2 舌红苔黄

多为肝气郁结化火。症见急躁易怒，不寐多梦，甚至彻夜不眠，伴有头晕头胀，耳鸣目赤，口苦。

‖ 用药参考 ‖

可选龙胆草、黄芩、栀子清肝泻火；柴胡疏肝解郁；当归、生地养血滋阴柔肝。

小药方

龙胆泻肝汤。常加朱茯神、生龙骨、生牡蛎镇心安神。若胸闷胁胀，加香附、郁金、佛手；若头痛欲裂，可用当归龙荟丸。

3　舌苔腻

多为胃气失和，宿食停滞。症见脘腹胀满，嗳腐吞酸，恶心呕吐。

‖ 用药参考 ‖

多选山楂、神曲助消化；半夏、陈皮、茯苓降逆和胃；莱菔子消食导滞；连翘散郁热。

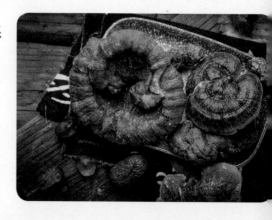

小药方

保和丸。可加柏子仁、远志、夜交藤以宁心安神。

4　舌红少苔

多为肾水亏虚，心肾失于交通所致。症见心悸不安，腰酸足软，头晕，耳鸣，健忘，遗精，五心烦热。

用药参考

多选熟地黄、山萸肉、山药滋补肝肾；泽泻、茯苓、丹皮健脾渗湿；黄连清心降火；肉桂引火归元。

小药方

六味地黄丸合交泰丸加减。若心阴不足，可用天王补心丹；若彻夜不眠者，加朱砂、磁石。

5 舌淡苔薄

多为气血亏损，心脾两虚。症见不易入睡，多梦易醒，头晕目眩。

用药参考

多选人参、白术、黄芪、甘草益气健脾；远志、酸枣仁、茯神、龙眼肉补心益脾，安神定志；当归补血；木香行气健脾。

小药方

用归脾汤。若心血不足较甚者，加熟地、芍药、阿胶以养心血；失眠较重者，加五味子、柏子仁、合欢皮养心宁神。

6 舌淡

多为心胆气虚，神魂不安。症见心烦不寐，倦怠乏力，胆怯心悸，气短自汗。

用药参考

多选人参益心胆之气；茯苓、茯神化痰宁心；酸枣仁养肝安神宁心；知母泻热除烦；川芎调血安神。

 小药方

安神定志丸合酸枣仁汤。若心悸甚，加生龙骨、生牡蛎、朱砂以重镇安神；惊悸汗出者，重用人参，加白芍、当归、黄芪以补养肝血；善太息者，加柴胡、陈皮、山药、白术以疏肝健脾。

荐药台：

（1）柏子养心丸：养心安神。口服，每次9克，每日2次。适心血虚者。

（2）归脾丸：益气健脾，养血安神。口服，每次9克，每日3次。适用于心脾两虚型。

（3）龟鹿宁神丸：健脾益气，补血养心。口服，每次1丸，每日2次。用于肾虚、气血不足之健忘失眠。

（4）天王补心丹：滋阴养血，补心安神。每次1丸，每日2次。用于阴虚血少之失眠阻脑络者。

验方推荐：

（1）炒酸枣仁10克、麦冬10克、远志6克，水煎服，每日1剂。适用于阴亏者。

（2）莲子20粒、龙眼肉15克，加水煮熟，睡前服食，并饮其汤。用于心脾两虚者。

中医药科普读本 第一辑

观舌察病

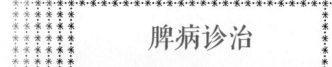

脾病诊治

☯ 胃痛

胃痛，是指胃脘部近心窝处疼痛为主的病症。相当于西医学的急、慢性胃炎，消化性溃疡，胃下垂，胃痉挛，功能性消化不良等病。

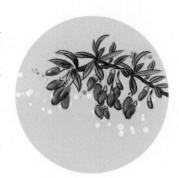

临床舌象常见：

1 舌淡苔薄白

多为寒凝胃脘。症见胃痛暴作，遇寒加重，或喜热饮。

用药参考

多选高良姜、吴茱萸温胃散寒，香附、乌药、陈皮、木香行气止痛；紫苏疏散风寒；甘草益气和中。

小药方

香苏散合良附丸。恶寒头痛，加苏叶、藿香疏散风寒；若兼呕吐者，可加枳实、神曲、鸡内金、制半夏、生姜等消食止呕。

2 舌苔厚腻

多为饮食积滞阻塞胃气所致。症见胃脘疼痛胀满拒按，呕吐，其味腐臭。

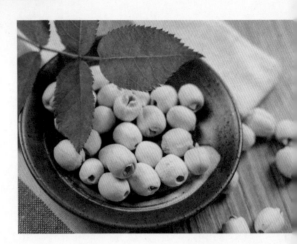

用药参考

选用神曲、山楂、莱菔子消食导滞；茯苓、陈皮、半夏健脾和胃；连翘散结清热。

小药方

保和丸。脘腹胀甚，加枳壳、厚朴、砂仁、槟榔行气消滞；若食积化热者，加黄芩、黄连清热泻火；便秘者，合用小承气汤或改用枳实导滞丸；胃痛急剧而拒按，伴苔黄燥，合用大承气汤以泄热解燥，通腑荡积。

3 舌红苔黄腻

多见痛势急迫，口干口苦，脘闷灼热，头重如裹，渴不欲饮，身重体倦，小便色黄，大便不畅，纳呆恶心。

用药参考

黄连、栀子热燥湿；制茯苓、半夏、白豆蔻健脾祛湿；

陈皮、甘草理气和中。

小药方

清中汤。便秘不通者，可加大黄、枳实通下导滞；湿偏重者，加苍术、藿香燥湿醒脾；气滞腹胀者，加厚朴、大腹皮以理气消胀；伴恶心、呕吐者，加竹茹、陈皮以清胃降逆；纳呆少食者，加麦芽、谷芽以消食导滞。

4 舌紫黯有瘀斑

症见胃疼痛，如针刺，似刀割，痛时持久，入夜尤甚或见黑便，多为瘀停胃络，脉络壅滞所致。

用药参考

蒲黄、五灵脂、丹参活血散瘀止痛；檀香、砂仁行气和胃。

小药方

失笑散合丹参饮。若痛甚者，可加延胡索、枳壳、木香、郁金以加强活血行气止痛之功；四肢不温，加黄芪、党参以益气；便黑者可加三七、白及化瘀止血；若口干咽燥，加生地、麦冬以滋阴润燥。

5 舌红少津

症见胃脘隐隐灼痛，口燥咽干，五心烦热，消瘦乏力，口渴思饮，大便干结。多为胃阴亏耗，胃失濡养所致。

✦ 用药参考 ✦

川楝子理气止痛；沙参、麦冬、生地、枸杞子养阴益胃；当归养血活血；芍药、甘草缓急止痛。

小药方

一贯煎合芍药甘草汤。若胃脘灼痛，可加珍珠层粉、牡蛎、海螵蛸或配用左金丸以制酸；胀痛较剧，兼有气滞，宜加厚朴花、玫瑰花、佛手等行气止痛；大便干燥难解，宜加火麻仁、栝蒌仁等润肠通便；胃热可加石斛、知母、养阴清胃。

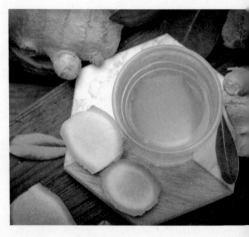

6 舌淡苔白

症见胃痛隐隐，空腹痛甚，喜温喜按，或受凉后发作，泛吐清水，手足不温，四肢倦怠，大便溏薄。多为脾虚胃寒，失于濡养所致。

✦ 用药参考 ✦

黄芪补中益气；桂枝、生姜温脾散寒；芍药、炙甘草、饴糖、大枣缓急止痛。

黄芪建中汤。吐清水较多，加干姜、制半夏、陈皮、茯苓以温胃化饮；胃脘冷痛，里寒较甚，呕吐，肢冷，可加理中丸温中散寒；腰膝酸软，可用附子理中汤温肾暖脾。

荐药台：

（1）香砂六君子丸：益气健脾，和胃降逆。口服，每次6—9克，每日3次。用于脾虚气滞、胀痛。

（2）附子理中丸：温中健脾。口服，每次6—8片，每日1—3次。用于脾胃虚寒者。

验方推荐：

（1）山楂15克、香附9克，水煎服。适用食滞胃痛。

（2）干姜10克、砂仁6克（后下）、炙甘草3克。适用虚寒胃痛。

（4）乌芍散3克、白及粉3克、三七1.5克，和匀调服，每日2—3次，用于胃痛而有吐血、便血者。

☯ 多寐

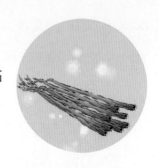

多寐指不分昼夜，醒后复睡的病证。临床舌象常见：

1 舌苔腻

多为湿盛困脾。症见头蒙如裹，昏昏嗜睡，肢体沉重，纳少、泛恶。

⟨ 用药参考 ⟩

多选苍术燥湿健脾；藿香芳香化浊；陈皮理气和中；厚朴、生姜宽中理脾祛湿；菖蒲醒脾化湿。

小药方

平胃散加减。

2 舌紫暗或有瘀斑

症见神倦嗜睡，头痛头晕，病程较久。

⟨ 用药参考 ⟩

赤芍、川芎、桃仁、红花活血化瘀；生姜，黄酒温通行血；老葱、麝香开窍醒脑；红枣顾护正气。

小药方

通窍活血汤化裁。

3 苔薄白

症见嗜睡多卧，倦怠乏力，饭后尤甚，面色萎黄。

用药参考

多选党参、茯苓、白内术、甘草健脾益气；半夏、陈皮化痰和中；木香、砂仁理气醒脾。

小药方

香砂六君子汤化裁。

4 舌淡苔薄

多为阳气虚衰。倦怠嗜卧、心神浑浊，畏寒肢冷，神疲懒言，健忘。

用药参考

附子，干姜温补脾肾之阳；炙黄芪、人参、白术、炙甘草大补元气；熟地黄、五味子、川芎滋补阴液。

小药方

附子理中丸。

☯ 腹痛

腹痛是指以胃脘以下，小腹部位发生疼痛为主的一种病症。因感受寒热之邪，情志失调及食滞虫积所伤，类似西医学中的急慢性肠炎、胃肠痉挛、消化不良、肠梗阻、肠黏连、急慢性胰腺炎等。临床舌象常见：

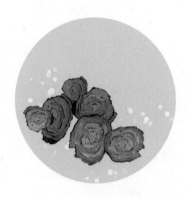

1 舌淡苔白腻

症见腹痛拘急，多为寒邪凝滞，中阳被遏，脉络痹阴所致。遇寒痛甚，得温痛减，小便清长，大便清稀。

❀ 用药参考 ❀

干姜、紫苏温中散寒；陈皮、乌药、香附理气止痛。

小药方

良附丸合正气天香散。如寒重，痛势剧烈，可加入附子、肉桂辛热通阳；腹中冷痛，兼见便秘者，加附子、大黄以温通腑气；若拘急冷痛，可加吴茱萸、小茴香、沉香以暖肝散寒；若夏日感受寒湿，舌苔白腻者，可加藿香、苍术、厚朴、蔻仁、半夏以温中散寒。

中医药科普读本 第一辑

观舌察病

2 舌苔厚腻

脘腹胀满，疼痛拒按，多为食滞内停，运化失司，嗳腐吞酸，恶食呕恶，胃肠不和。

用药参考

大黄、枳实、神曲消食导滞；黄芩、黄连、泽泻清热化湿；白术、茯苓健脾助运。

小药方

枳实导滞丸。若腹痛胀满者，加厚朴、木香行气消胀；恶心呕吐者，去大黄，加陈皮、半夏、苍术理气燥湿；如食滞不重，腹痛较轻者，用保和丸。

3 舌红苔黄

腹痛拒按，烦渴引饮，大便秘结，多为湿热内结，腑气不通，气机壅滞，潮热汗出，小便短黄。

用药参考

厚朴、枳实导滞消痞；大黄攻下燥屎；芒硝泄热，散结。

小药方

大承气汤。湿热偏重，大便不爽者，可去芒硝，加栀子、黄芩；若痛引两胁者，可加郁金、柴胡；如腹痛剧烈，恶心呕吐，大便秘结者，改用大柴胡汤。

4 舌淡苔薄白

　　腹痛胀闷，痛无定处，痛引少腹，或兼痛窜两胁，多为肝气郁结，时作时止。

❧ 用药参考 ❧

　　柴胡、枳壳、香附、陈皮疏肝理气；芍药、甘草缓急止痛；川芎行气活血。

小药方

　　柴胡疏肝散。若胸胀痛者，加川子、郁金；若痛引少腹、睾丸者，加橘核、荔枝核、川楝子；若少腹绞痛，阴囊寒疝者，可用天台乌药散；肝郁日久化热者，加丹皮、山栀子、川楝子清肝泄热。

　　腹痛绵绵，时作时止，喜温喜按，气短懒言，胃纳不佳，大便溏薄，桂枝、干姜、附子温阳散寒；芍药、炙甘草缓急止痛；若呕吐肢冷者，可用大建中汤温中散寒；脾肾阳虚者，可用附子理中汤；若大肠虚寒，积冷便秘者，可用温脾汤；若少气懒言，可用补中益气汤；若腹中攻痛不止，可加吴茱萸、乌药、川椒温里止痛；如脐中冷痛，连及少腹，宜加胡芦巴、荜澄茄温胃散寒止痛；短气、纳少、自汗者，当酌加当归、黄芪调补气血。

5 舌质紫黯

　　症见腹痛较剧，痛如针刺，痛处固定，多为瘀血内停，脉络不通。

中医药科普读本　第一辑

观舌察病

92

用药参考

桃仁、红花、牛藤祛瘀活血；当归、赤芍、川芎、甘草养血和营；延胡索、蒲黄、五灵脂化瘀止痛。

小药方

少腹逐瘀汤。常加香附、山药、青皮行气活血。瘀血日久发热，可加丹参、丹皮、王不留行；腹痛喜温，可加小茴香、干姜、肉桂温经止痛；若下焦蓄血，大便血黑，可用桃核承气汤。

荐药台：

（1）良附丸：温胃理气。口服，每次6克，每日3次。用于寒凝气滞，脘痛吐酸，胸腹胀满。

（2）附桂理中丸：补肾助阳，温中健脾。口服，每次6克，每日3次。用于肾阳衰弱，脾胃虚寒，脘腹冷痛。

（3）保济丸：解表，去湿，和中。口服，每次1.85—3.7克，每日3次。用于腹痛腹泻，噎食嗳酸，恶心呕吐。

验方推荐：

（1）肉桂、沉香粉各1克，和匀，温开水调服。治寒邪腹痛。

（2）玄胡索粉、木香粉各1.5克，温开水调服，4小时1次。治疗寒阻气滞腹痛。

☯ 痞满

痞满是指以自觉心下痞塞，胸膈胀满，因外邪内陷，脾胃虚弱，情志失调，使脾失健运，胃失和降，气机升降失常引起的。触之无形，按之柔软，压之无痛。类似于西医学中的慢性胃炎、功能性消化不良、胃下垂等疾病。临床舌象常见：

1 舌苔白厚腻

症见脘腹痞塞不舒，头晕目眩，身重困倦，多为痰浊阻滞，气机不和，脾失健运所致。

◎ 用药参考 ◎

半夏、苍术、藿香燥湿化痰；陈皮、厚朴理气消胀；茯苓、甘草健脾和胃。

小药方

二陈平胃汤。胀满者，加枳实、紫苏梗、桔梗；气逆不降，加旋覆花、代赭石、枳实、沉香；舌苔黄者，改用黄连温胆汤；脾胃虚弱者，加党参、白术、砂仁健脾和中。

中医药科普读本 第一辑

观舌察病

2 舌苔厚腻

症见脘腹痞闷而胀，多为饮食停滞，胃腑失和。嗳腐吞酸，恶食呕吐，大便不调，矢气频作，恶臭。

用药参考

山楂、神曲、莱菔子消食导滞，行气除胀；陈皮、半夏和胃化湿；茯苓健脾渗湿，和中止泻；连翘清热散结。

小药方

保和丸。脘腹胀满者，加枳实、厚朴、槟榔理气除满；若食积较重者，加鸡内金、谷芽、麦芽以消食；大便秘结者，加大黄、枳实通腑消胀；脾虚便溏者，加白术、扁豆健脾助运。

3 舌红苔黄腻

症见恶心呕吐，口干不欲饮，口苦。多为湿热内蕴，困阻脾胃所致。

用药参考

黄连、黄芩清热燥湿；大黄泻热散痞，和胃开结；厚朴理气祛湿；石菖蒲芳香化湿，醒脾开胃；半夏和胃燥湿；芦根清热和胃，止呕除烦；栀子、淡豆豉清热除烦。

小药方

泻心汤合连朴饮。恶心呕吐明显者，加竹茹、生姜、旋覆花以止呕；纳呆不食者，加鸡内金、谷芽、麦芽以开胃导滞；

舌诊与治疗

95

便溏者，去大黄，加扁豆、陈皮以化湿和胃；如寒热错杂，用半夏泻心汤苦心通降。

4 舌苔淡薄白

症见胸胁胀满，心烦易怒，呕恶嗳气，大便不爽。

❧ 用药参考 ❧

选香附、川芎疏肝散结；苍术、神曲燥湿健脾，消食化滞；枳实行气消痞；栀子泻火解郁；白术健脾益胃；荷叶升清养胃。

小药方

越橘丸合积术丸。胀满较甚者，加柴胡、郁金、厚朴等，或用五磨饮子加减以理气导滞消胀；口苦而干者，可加黄连、黄芩泻火解郁；呕恶明显者，加制半夏、生姜和胃止呕；嗳气甚者，加竹茹、沉香和胃降气。

或少气懒言，语声低微，脉细弱。

❧ 用药参考 ❧

黄芪、党参、白术、炙甘草益气健脾，鼓舞脾胃清阳之气；升麻、柴胡升举清阳；当归养血和营助脾；陈皮理气消痞。

小药方

补中益气汤。四肢不温，阳虚明显者，加制附子、干姜温胃助阳；纳差厌食者，加砂仁、神曲等理气开胃；舌苔厚腻，湿浊内蕴者，加制半夏、茯苓或改用香砂六君子汤。

中医药科普读本 第一辑

观舌察病

荐药台：

（1）补中益气丸：理气消胀，每日3次。

（2）猴头健胃灵胶囊：舒肝和胃，理气止痛。口服，每次4粒，每日3次。用于肝胃不和之胃脘胁肋胀满，呕吐吞酸。

验方推荐：

（1）草果，煨黄研细末，每次服3克，适用于脘腹痞满者。

（2）丁香3克、草果3克、良姜3克、红糖少许，水煎服，适用于脘腹痞满，喜热喜按者。

（3）生姜10克、槟榔10克、红糖6克，水煎服，适用于脘腹痞满，大便秘，欲呕恶者。

（4）白扁豆250克、党参12克，先煮熟白扁豆去其皮，入党参、大米适量煮粥服，适用于脾胃虚弱之痞满者。

（5）白萝卜适量，煮汤服，顺气化痰，消除痞满。

☯ 泄泻

泄泻是指以排便次数多，粪质稀薄或完谷不化，甚至泻出如水样的一种病证。大便溏薄而势缓者称为泄，大便清稀多因外感或内伤，致使脾虚湿盛，湿浊内生，混杂而下引起的。类似西医学中的急慢性肠炎、炎症性肠病、肠道肿瘤、肠结核等。大便次数增多，每日 4 — 5 次，甚至 10 余次，粪便稀薄，或完谷不化。临床舌象常见：

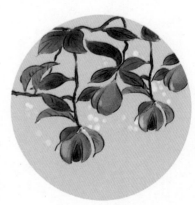

1 舌淡苔白腻

症内见泄清稀，甚则如水样，腹痛肠鸣，多为寒湿内盛，脾失健运，清浊不分所致。

⚏ 用药参考 ⚏

藿香辛温散寒，芳香化湿：厚朴、大腹皮理气除满；白术、茯苓、甘草健脾化湿；半夏、陈皮理气祛湿；紫苏、白芷、桔梗解表散寒，疏利气机。

小药方

藿香正气散加减。若表寒重者，加荆芥、防风疏风散寒；若饮食生冷，可加用纯阳正气丸温中散寒；若湿邪偏重，腹满肠鸣，可改用胃苓汤以健脾燥湿。

2 舌红苔黄腻

湿热壅滞、损伤脾胃，传化失常所致。症见腹痛即泻，泻下急迫，气味臭秽，肛门灼热。

用药参考

黄连、黄芩苦寒清热燥湿；木香理气化湿；甘草和中；车前草、苦参清热除湿，利水止泻。

小药方

葛根芩连汤：若有头痛、发热、加用银花、连翘、薄荷疏风清热；食滞者，加神曲、山楂、麦芽消食导滞；若湿邪偏重者，加藿香、厚朴、茯苓、猪苓、泽泻健脾祛湿；若在夏暑之间，症见发热头重，烦渴自汗，可用新加香薷饮合六一散，解暑清热，利湿止泻。

3 舌淡红

多为肝气不舒，横逆犯脾，脾失健运所致。素有胸胁胀闷，每因恼怒之时，腹痛泄泻，腹中雷鸣，攻窜作痛，矢气频作。

白芍养血柔肝；陈皮理气醒脾；白术健脾补虚；防风升清止泻。

小药方

痛泻要方。若胸胁胀满，加柴胡、木香、郁金、香附疏肝理气止痛；若神疲乏力，脾虚甚者，加党参、茯苓、扁豆、鸡内金等益气健脾开胃；久泻反复发作者，可加乌梅、焦山楂、甘草酸甘敛肝，收涩止泻。

4 舌淡苔白

症见泄泻多在黎明前后，先是脐下隐痛，继而肠鸣而泻，腹部喜暖，形寒肢冷，多为命门火衰，脾失温煦。

用药参考

补骨脂温补肾阳；五味子收敛止泻；肉豆蔻、吴茱萸、附子、炮姜温脾逐寒。

小药方

四神丸。若脐腹冷痛，加附子理中丸温中健脾；久泻不止，脱肛，可加黄芪、党参、白术、升麻益气升阳；大便夹有黏冻，表现寒热错杂者，改服乌梅丸方。

荐药台：

（1）藿香正气丸：解表化湿，理气和中。口服，每日2次。用于外感风寒，内伤湿滞之腹痛泄泻。

（2）保济丸：解表，去湿。口服，每日3次。用于腹痛泻。

（3）香砂六君丸：益气健脾，和胃。口服，每日3次。用于脾虚气滞，大便溏泄。

验方推荐：

（1）车前子15克（包煎）、白术30克。水煎服。用于外感之水泻。

（2）黄柏30克、滑石30克、甘草30克、黄连30克。上药共研细末，每服9克，每日3次。

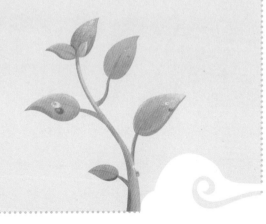

☯ 便秘

便秘是指以大便干结不通，或排便时间延长，相当于西医学中的习惯性便秘、肠道疾患所致便秘、功能性便秘等。多因胃肠积热、气机郁滞、气血亏虚、阴寒凝滞等因素，致使脾失健运，大肠传导失常引起的。

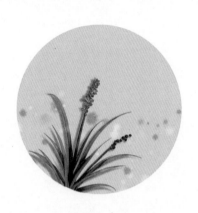

1 舌红黄腻

症见欲便不得出，肠鸣矢气，腹中作痛，多为肝脾气滞，腑气不通所致。

▌用药参考▐

木香调气；沉香降气；乌药顺气；大黄、槟榔、枳实破气行滞。

小药方

六磨汤。若腹胀痛甚，可加厚朴、柴胡、莱菔子；若便秘腹痛，可加黄芩、龙胆、栀子清肝泻火；若呕吐者，加半夏、陈皮、代赭石；若七情郁结，忧郁寡言者，加白芍、柴胡、合欢皮疏肝解郁；滞血瘀者，加红花、赤芍、桃仁活血化瘀。

2　舌红苔黄燥

症见大便干结，腹部胀满，按之作痛，口臭，小便短赤。多为肠胃积热，津伤便结所致。

用药参考

大黄、枳实、厚朴通腑泄热；麻子仁、杏仁、白蜜润肠通便；芍药养阴和营。

小药方

麻子仁丸。若津液已伤，可加生地、玄参、麦冬以滋阴生津；若咳喘便秘者，可加括蒌仁、苏子、黄芩清肺降气以通便；若易怒目赤者，加服更衣丸以清肝通便；若燥热不甚，可用青麟丸，以免再秘；若痔疮，便血，加槐花、地榆以清肠止血；若痞满燥实坚者，可用大承气汤急下存阴。

3　舌苔白腻

症见大便艰涩，胁下偏痛，胀满拒按，手足不温，呃逆呕吐。多为阴寒内盛，凝滞胃肠所致。

用药参考

附子温里散寒；干姜、甘草温中益气；大黄荡涤积滞；当归、苁蓉养精血，润肠燥；党参、乌药理气。方用温脾汤合半硫丸加减。若便秘腹痛，可加枳实、厚朴、木香助泻下之力；若腹部冷痛，手足不温，加干姜、小茴香。

症见排便困难，便后乏力，多为脾肺气虚，传送无力所致。

用药参考

黄芪补脾肺之气；麻仁、白蜜润肠通便；陈皮理气。

小药方

黄芪汤加减。乏力汗出者，可加白术、党参助补中益气；排便困难，腹部坠胀者，可合用补中益气汤升提阳气；懒言少动者，加用生脉散补肺益气；腰酸者，可用大补元煎补肾气；若腹胀纳少者，可加炒麦芽、砂仁以和胃消导。

或因血液亏虚，肠道失荣所致。大便干结，头晕目眩。

用药参考

当归、生地滋阴养血；麻仁、桃仁润肠通便；枳壳引气下行。

小药方

润肠丸。若面白，眩晕甚，加玄参、何首乌、枸杞子养血润肠；若手足心热，可加知母、胡黄连以清虚热。

或为阳气虚衰、阴寒凝结所致。排出困难，小便清长，腹中冷痛，或腰膝酸冷。

用药参考

多选苁蓉、牛膝、附子、火麻仁润肠通便，温补脾阳；当归养血润肠；枳壳宽肠下气，升麻、泽泻升清降浊。

小药方

济川煎加减。若寒凝气滞，腹痛较甚，加肉桂、木香温中行气止痛；若恶心呕吐，加半夏、砂仁和胃降逆。若老人腹冷便秘，可用半硫丸通阳开秘；若脾阳不足，可用温脾汤温通脾阳。

5 舌红少苔

症见大便干结，如羊屎状，多为阴津不足，肠失濡润所致。

用药参考

玄参、麦冬、生地滋阴生津；当归、石斛、沙参滋阴养血，润肠通便。

小药方

增液汤加减。若口干面红，心烦盗汗者，可加芍药、玉竹助阴；便秘干结如羊屎状，加火麻仁、柏子仁、栝蒌仁增润肠之效；若胃阴不足，口干口渴者，可用益胃汤；若肾阴不足，腰膝酸软者，可用六味地黄丸；若阴亏燥结，热盛伤津者，可用增液承气汤增水行舟。

荐药台：

麻仁丸：润肠通便。口服，水蜜丸每次6克，小蜜丸每次9克，大蜜丸每次1丸，每日1—2次。用于肠燥便秘、老年人便秘。

验方推荐：

黑芝麻30克，捣碎，用蜂蜜调食，日1—2次，用于津枯肠燥便秘。

噎膈

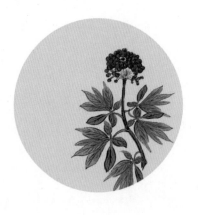

　　噎膈是以吞咽食物梗噎不顺，不能下咽到胃，食入即吐的病症。噎即噎塞，指吞咽之时哽噎不顺；膈为格拒，指饮食不下。相当于西医学中的食道癌、贲门痉挛、贲门癌、食道炎、食道憩室、食道狭窄等。常由饮食、情志等因素诱发，多发于中老年男性。临床舌象常见：

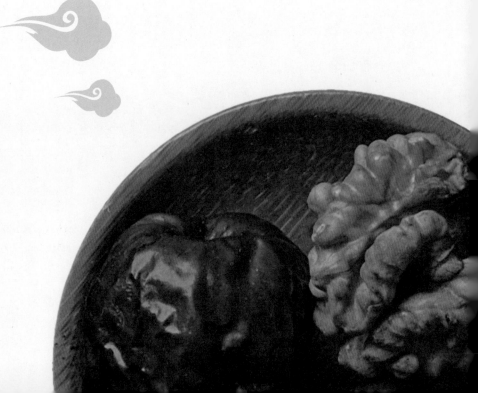

中医药科普读本　第一辑

观舌察病

1 舌质紫黯

症见饮食难下，或虽下而复呕出，甚或呕出物如赤豆汁，肌肤枯燥，形体消瘦，多为蓄瘀留着，阻滞食道所致。

用药参考

生地、熟地、当归滋阴养血；乳香、没药、蟅螂虫活血破瘀止痛；桃仁、红花、丹参、三七活血化瘀；海藻、昆布、贝母软坚化痰。

小药方

通幽汤。若瘀阻显著者，加三棱、莪术、炙穿山甲增强破结之力；若呕吐较重，痰涎较多者，加海蛤粉、栝蒌、法半夏等以化痰止呕；呕吐物如赤豆汁者，另服云南白药化瘀止血。

2 舌红苔薄腻

症见吞咽梗阻，胸膈痞满，甚则疼痛，口干咽燥，大便艰涩。多为肝气郁结，痰湿交阻，胃气上逆所致。

用药参考

郁金、砂仁壳开郁利气；沙参、贝母润燥化痰；茯苓健脾和中；杵头糠治噎膈；荷叶蒂和胃降逆。

小药方

启膈散加减。呕吐明显者，加旋覆花、代赭石；吐痰涎甚多者，加半夏、陈皮以加强化痰之力；若大便不通，加生大黄、莱菔子；若心烦口干，气郁化火者，加山豆根、栀子、金果榄以增清热解毒之功。

3 舌质尖红干裂少津

症见入而复出，甚则水饮难，胃脘灼热，心烦口干，大便干结如羊屎，皮肤干枯。多为气郁化火，阴津枯竭。

用药参考

沙参、麦冬、天花粉、玉竹滋阴养血；生姜汁、竹茹化痰止吐；乌梅、芦根、白蜜生津润肠。

小药方

沙参麦冬汤。若胃火偏盛者，加山栀、黄连清胃火；大便坚如羊屎者，宜加火麻仁、全栝蒌润肠通便；烦渴咽燥，噎食不下，或食不下，或食入即吐者，改用竹叶石膏汤加大黄泻热存阴。

4 舌淡苔白

症见水饮不下，多为脾胃阳虚，中阳衰微，吐多量黏液白沫，面浮足肿，面色㿠白，形寒气短，腹胀。

用药参考

黄芪、党参、白术、砂仁、茯苓、甘草温补脾气；

中医药科普读本 第一辑

观舌察病

陈皮、半夏、生姜、大枣降逆祛痰，和中养胃。

小药方

补气运脾汤。若胃虚气逆呕吐不止者，可加旋覆花、代赭石和胃降逆；若口干咽燥，形体消瘦，大便干燥者，可加石斛、麦冬、沙参滋养津液；若泛吐白沫，加吴茱萸、丁香、白蔻仁温胃降逆；若阳虚明显者，加附子、肉桂、鹿角胶、苁蓉温补肾阳。

验方推荐：

（1）云南白药每次 1—2 克，1 日 3 次，饭后服。两周一疗程，间休息一周。有效者可连服 10—15 个疗程以上，用于食道癌。

（2）守宫若干条，炼存性研末，一次 2—3 克，1 日 3 次，开水调内服。用于食道癌。

呃逆

呃逆是指喉间呃呃连声，令人不能自制的病证。相当于西医学中的单纯性膈肌痉挛。临床舌象常见：

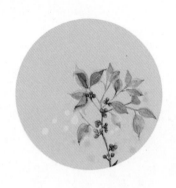

1 舌苔黄燥

症见呃声哄亮有力，冲逆而出，口臭烦渴，多为热积胃肠，腑气不畅，胃火上冲所致。多喜冷饮，大便秘结，小便短赤。

用药参考

竹叶、生石膏清泻胃火；沙参、麦冬养胃生津；半夏和胃降逆；粳米、甘草调养胃气；竹茹、柿蒂降逆止呃。

小药方

竹叶石膏汤加减。若腑气不通，痞满便秘者，可合用小承气汤通腑泄热；若大便秘结，可用凉膈散以攻下泻热。

2 舌苔白润

症见呃声沉缓有力，遇寒更甚，得热则减，多为寒蓄中焦，气机不利，胃气上逆所致。

中医药科普读本 第一辑

观舌察病

用药参考

丁香、柿蒂降逆止呃；高良姜、干姜温中散寒；香附、陈皮理气和胃。

小药方

丁香散加减。若寒气较重，加吴茱萸、肉桂、乌药散寒降逆；若寒凝食滞，脘闷嗳腐者，加莱菔子、半夏、槟榔行气导滞；若寒凝气滞，脘腹痞满者，加枳壳、厚朴、陈皮以行气消痞；若气逆较甚，呃逆频作者，加旋覆花、代赭石以理气降逆。

3 舌红苔少而干

症见呃声短促而不得续，口干咽燥。多为阴液不足，胃失濡养，气失和降所致。

用药参考

沙参、麦冬、玉竹生津，滋养胃阴；橘皮、竹茹、枇杷叶、柿蒂和胃降气。

小药方

益胃汤合橘皮竹茹汤。若咽喉不利，胃火上炎者，可加石斛、芦根以养阴清热；若神疲乏力，可加党参或西洋参、山药以益气生津；若日久及肾，可用大补阴丸加减以滋养肝肾之阴。

4 舌淡苔薄白

症见呃逆连声，多为肝气郁滞，横逆犯胃，胃气上逆所致。

脘腹胀满，肠鸣失气。

木香、乌药解郁顺气：枳壳、沉香、槟榔宽中降气：丁香、代赭石降逆止呕。

小药方

五磨饮子。若肝郁明显者，加川楝子、郁金疏肝解郁；若心烦口渴，气郁化热者，加栀子、黄连泻肝和胃；若昏眩恶心者，可用旋覆代赭汤加陈皮、茯苓；若气滞日久成瘀，胸胁刺痛，久呃不止者，可用血腑逐瘀汤加减以活血化瘀。

验方推荐：

（1）刀豆子10克（杵碎）、枇杷叶6克，水煎服。适用于热呃。

（2）柿蒂10克，水煎服。适用于气呃。

（3）荜澄茄、高良姜等份，研末，每次3克（水煎服剂量加倍）。适用于胃寒呃逆。

呕吐

呕吐是指胃气逆于上，迫使胃中之物从口中吐出的一种病证。一般以有物有声谓之呕，有物无声谓之吐，无物有声谓之干呕，合称为呕吐。相当于西医学中所有出现呕吐的病证。临床舌象常见：

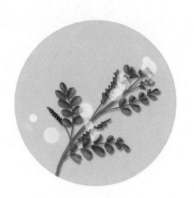

1 舌质淡

症见饮食稍多即吐，面色苍白，喜暖恶寒，倦怠乏力，多为脾胃虚寒，失于温煦，运化失职所致。四肢不温，口干而不欲饮，大便溏薄。

❧ 用药参考 ❧

人参、白术健脾和胃；干姜、甘草甘温和中。

小药方

理中汤。呕吐甚者，加砂仁、半夏降逆止呕；若呕吐清水不止，加吴茱萸、生姜以温中降逆呕；若久呕不止，呕吐之物完谷不化，可加制附子、肉桂温补脾肾之阳。若口干舌红，热甚者，加黄连、连翘清热止呕；大便干结者，加栝蒌仁、火麻仁、白蜜以润肠通便；伴倦怠乏力，纳差舌淡，加太子参、山药益气健脾。

2 舌苔白腻

症见突然呕吐，发热恶寒，头身疼痛。多为外邪犯胃，中焦气滞，浊气上逆所致。

用药参考

藿香、紫苏、白芷芳香化浊；半夏、陈皮和胃降逆止呕；白术、茯苓、甘草化湿健脾；大腹皮、厚朴理气除满；生姜、大枣调和营卫，和胃止呕。

小药方

藿香正气散加减。饮食停滞者，可去白术、甘草、大枣，加鸡内金、神曲消食导滞；头痛身楚者，加荆芥、防风、羌活祛风寒；腹胀者，加木香、枳壳行气消胀。呕吐清水，多选半夏化痰饮，和胃止呕；桔梗温化痰饮，生姜温胃散寒而止呕；茯苓、白术、甘草健脾化湿；脘闷不食者，加白蔻仁、砂仁化浊开胃；口苦，失眠，恶心呕吐者，可去桂枝，加黄连、陈皮化痰泄热，和胃止呕。

3 舌红苔薄腻

症见呕吐吞酸，胸胁胀满。多为肝气不疏，横逆犯胃。

用药参考

苏叶、厚朴理气宽中；半夏、生姜、茯苓、大枣和胃止呕。

小药方

四七汤。若胸胁胀满疼痛较甚，加郁金、川楝子、柴胡、香附疏肝解郁；若呕吐酸水，宜清肝和胃，加左金丸及山栀、黄芩等；若兼见胸胁刺痛，或呕吐不止，舌有瘀斑者，加桃仁、红花等活血化瘀。

4 舌苔白滑

症见食欲不振，食入难化，恶心呕吐，大便不畅。多为脾胃气虚，胃虚气逆所致。

用药参考

党参、茯苓、白术、甘草健脾益气；半夏祛痰降逆和胃；陈皮、木香、砂仁理气降逆。

小药方

香砂六君子汤。若呕吐频作，噫气脘痞，可加旋覆花、代赭石以镇逆止呕；若呕吐清水较多，可加附子、肉桂、吴茱萸以温中降逆止呕；若呕吐，倦怠乏力，可酌加升麻、柴胡、生黄芪以补中益气。

症见呕吐酸腐，嗳气厌食，大便或溏或结。多为食积内停，气机受阻，浊气上逆所致。

用药参考

山楂、神曲、莱菔子消食和胃；陈皮、半夏、茯苓理气降逆，和中止呕；连翘散结清热。

小药方

保和丸。若因肉食而吐者，重用山楂；因米食而吐者，加谷芽；因面食而吐者，重用莱菔子，加麦芽；因酒食而吐者，加蔻仁、葛花，重用神曲；因食鱼、蟹而吐者，加苏叶、生姜；因豆制品而吐者，加生萝卜汁。

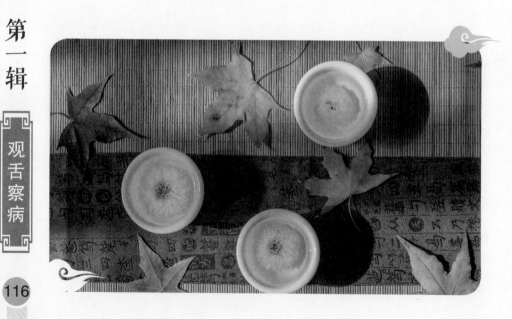

荐药台：

（1）藿香正气丸：解表化湿，理气和中。口服，每次6克，每日2次。用于外感风寒，内伤湿滞，腹胀呕吐。

（2）香砂六君丸：益气健脾，和胃。口服，每次9克，每日3内次。用于脾胃气虚、湿阻痰聚、气滞胃逆所引起的呕吐。

验方推荐：

（1）鲜生姜一片咀嚼，姜汁咽下，姜渣含在口中。用于寒邪犯胃，痰饮内阻，脾胃虚寒之呕吐。

（2）灶心土60克，加水250毫升，15分钟，取上清液，加入生姜汁1毫升，一次服完。用于脾胃虚寒之呕吐。

（3）鲜芦根90克，切碎，水煎服。适用于胃热呕吐。

（4）百合45克、鸡子黄1枚，用水洗百合浸一夜，去其水，再用清水煎，加鸡子黄，搅匀再煎，温服。

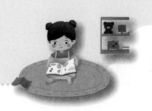

肺系病诊治

咳嗽

咳嗽是指因肺气上逆，冲击气道引起的以咳声、咯痰为主要表现的一种病证。有声无痰称为咳，有痰无声称为嗽，有痰有声谓之咳嗽。西医学的上呼吸道感染、支气管炎、支气管扩张、肺炎、肺气肿、肺结核等疾病往往都是以咳嗽为主症。咳嗽有不同 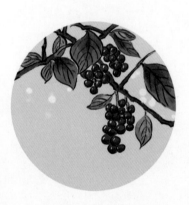 的临床表现。外感咳嗽，起病急，病程短，可伴有寒热等表证，或有咽痒、咽疼等症；内伤咳嗽，病程长或反复发作甚或咳而伴喘。

临床舌象常见：

中医药科普读本 第一辑

观舌察病

1 舌红少苔

多为肺阴亏虚所致。症见干咳，痰少黏白，或声音逐渐嘶哑，口干咽燥，常伴有午后潮热，手足心热，口干，夜寐盗汗，神疲，消瘦。

用药参考

麦冬、沙参、玉竹滋阴润肺止咳；桑叶轻清宣透，散热：甘草、扁豆补土生金。

小药方

沙参麦冬汤。咳剧者，加川贝母、杏仁、百部润肺止咳；咳而气促者，加五味子以敛肺气；咳吐黄痰者，加海蛤粉、知母、栝蒌、竹茹、黄芩清热化痰；痰中带血者，加山栀、丹皮、白茅根、劳叶、银柴胡、青蒿、白薇以清虚热；阴虚盗汗者，加糯稻根须、浮小麦收敛止汗。

2 舌苔薄黄

多为风热犯肺所致。症见痰黄或稠黏，喉燥咽痛，常伴恶风身热，鼻流黄涕，头痛，口渴等表热证。

用药参考

多选桑叶、菊花、薄荷疏风清内热；桔梗、杏仁、甘草宣降肺气，止咳化痰；连翘、芦根清热生津。

桑菊饮。咳嗽甚者，加前胡、枇杷叶、浙贝母清宣肺气，化痰止咳；表热甚者，加银花、防风、荆芥、防风疏风清热；咽喉疼痛，声音嘶哑者，加射干、牛蒡子、山豆根、板蓝根清热利咽；痰黄稠甚者，加黄芩、知母、石膏清肺泄热；鼻衄或痰中带血丝者，加白茅根、生地凉血止血。

3 舌红干

多为风燥伤肺所致。症见喉痒干咳，咽喉干痛，唇鼻干燥，口干，常伴鼻塞，头痛，微寒，身热等表证。

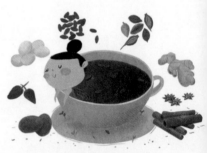

用药参考

多选桑叶、豆豉，清宣肺热；杏仁、贝母化痰止咳；南沙参、山栀清热。

方用桑杏汤。表证较重者，加薄荷、荆芥疏风解表；舌干红少苔者，加麦冬、玉竹滋养肺阴；口渴心烦者，加生石膏、知母清肺泄热；痰中带血者，加生地、白茅根凉血。

4 舌苔薄白

多为风寒袭肺所致。症见咳声重浊，气急，喉痒，痰稀薄色白，常伴鼻塞，流清涕，肢体酸楚，发热，头痛，无汗等。

多选麻黄、荆芥疏风散寒；杏仁宣肺降气；紫菀、白前、百部、陈皮理肺祛痰；桔梗、甘草利咽止咳。

小药方

三拗汤。咳嗽较甚者，加矮地茶、金沸草祛痰止咳；而痒甚者，加牛蒡子、蝉蜕祛；鼻塞声重者，加辛夷花、苍耳子宣通鼻窍。

5 舌苔白腻

多为脾湿生痰所致。症见咳嗽反复发作，咳声重浊，尤以晨起咳甚，痰黏成块，常伴体倦，腹胀，大便溏。

用药参考

半夏、茯苓燥湿化痰；陈皮、甘草理气和中；白芥子利气、消痰；苏子降气行痰；莱菔子消食。

小药方

二陈汤合三子养亲汤。胸闷者，加苍术、厚朴健脾；痰黏白如泡沫，加干姜、细辛以温肺化痰；神疲者，加党参、白术健脾益气。

6 舌红苔薄黄

多为痰热壅肺所致。症见咳嗽气息急促，痰多稠黏或为黄痰，或痰有热腥味，或咳引胸痛，面赤，身热。

用药参考

黄芩、知母、山栀、桑白皮清泄肺热；茯苓、栝蒌、贝母、陈皮、桔梗、甘草化痰止咳；麦冬养阴润肺。

小药方

清金化痰汤。若痰黄如脓或有热腥味者，加鱼腥草、金荞麦根、贝母、冬瓜仁清化痰热；便秘者，加葶苈子、大黄；口干者，加北沙参、麦冬、天花粉养阴生津。

7 舌边尖红

多为肝郁化火所致。症见咳时面赤，常感痰滞咽喉，咯之难出。

用药参考

青黛、海蛤壳清肝化痰；黄芩、桑白皮、地骨皮清泻肺热；甘草、粳米和中养胃。

小药方

黛蛤散合泻白散。火旺者，加山栀、丹皮清肝泻火；气逆者，加葶苈子、栝蒌、枳壳利气降逆；痰黏难咳者，加海浮石、贝母、冬瓜仁清热豁痰。

中医药科普读本 第一辑

观舌察病

荐药台：

①川贝枇露：止咳祛痰。口服，每次 10 — 20 毫升，每日 3 次。用于风热咳嗽。

②桑菊感冒片：疏风清热，宣肺止咳。口服，每次 4 — 8 片，每日 2 — 3 次。适用于风热咳嗽。

③通宣理肺丸：解表散寒，宣肺止嗽。口服，每次 1 — 2 丸，每日 2 次。适用于风寒犯肺者。

④急支糖浆：清热化痰，宣肺止咳。口服，每次 20 — 30 毫升，每日 3 — 4 次。适用于各证型咳嗽者。

⑤蛇胆川贝散：清肺，止咳，除痰。口服，每次 0.3 — 0.6 克，每日 2 — 3 次。用于肺热咳，痰多。

⑥蛇胆陈皮末：清化热痰。口服，每次 0.3 — 0.6 克，每日 3 次。用于肺热咳嗽，痰黄黏稠。

验方推荐：

生姜 30 克、红糖适量，水煎服，每日 1 剂。适用于风寒咳嗽者。

哮病

哮病是因气候突变，发作时喉中哮鸣有声，呼吸困难，甚至喘息不能平卧为主要表现的一种病证。相当于西医学的支气管哮喘，喘息性支气管炎或其他急性肺部过敏性疾患所致的哮喘。发时常多，见鼻痒、喷嚏、咳嗽、胸闷等先兆。喉中有明显哮鸣声，面色苍白，唇甲青紫。

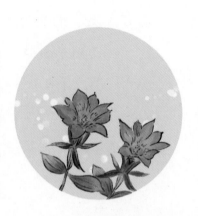

临床舌象常见：

1 舌红苔黄腻

多为痰热，壅阻气道所致。症见气粗，喉中痰鸣如吼，咳呛阵作，张口抬肩，汗出，面赤，口苦，口渴。

用药参考

选麻黄、杏仁宣降平喘；黄芩、桑白皮清肺止咳；半夏、款冬花、苏子化痰止咳；白果敛肺定喘；甘草和中。

小药方

定喘汤。若痰稠黏，加知母、贝母、海蛤粉、胆南星之类以清化热痰；气息喘促，加葶苈子、地龙清肺热平喘；内热壅盛，加石膏、银花、鱼腥草以清热；大便秘结，加大黄、芒硝通腑利肺；表寒里热，加桂枝、生姜。

2 舌淡苔白

多为哮病日久，肺虚、脾虚所致。症见气短声低，动则尤甚，易感冒，倦怠无力，食少便溏。

用药参考

选党参、白术健脾益气；山药、薏苡仁、茯苓甘淡补脾；半夏、橘皮燥湿化痰；五味子敛肺；甘草补气调中。

小药方

六君子汤。若怕冷畏风，加桂枝、白芍、生姜、大枣调和营卫；阳虚者，加附子、黄芪温阳益气。

3 舌红少苔

多为哮病日久，肺肾摄纳失常所致。症见气短促息，动则尤甚，有轻度哮鸣，脑转耳鸣，腰膝酸软，畏寒肢冷，面色苍白；或颧红，烦热，汗出粘手。

用药参考

选熟地、山萸肉、胡桃肉补肾纳气；人参、麦冬、五味子补益肺之气阴；茯苓、甘草益气健脾；半夏、陈皮化痰。

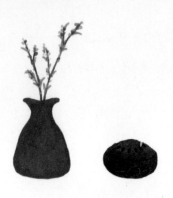

小药方

用生脉地黄汤合金水六君煎。肺气阴两虚为主者加黄芪、沙参、百合；肾阳虚为主者，酌加补骨脂、仙灵脾、制附片、鹿角、肉桂；肾阴虚为主者加生地。

4 舌苔白滑

多为寒痰，遇感而发，痰升气阻。见呼吸急促，喉中哮鸣有声，痰少咳吐不爽，白色黏痰，形寒怕冷，或有恶寒，喷嚏，流涕等表寒证。

用药参考

射干、麻黄宜肺平喘；细辛、生姜、半夏温肺降逆；紫菀、款冬花、甘草化痰止咳；五味子收敛肺气；大枣和中。

小药方

用射干麻黄汤。痰涌喘逆不能平卧者，加葶苈子、苏子、杏仁降逆平喘。

荐药台：

（1）桂龙咳喘宁胶囊：止咳化痰，降气平喘。口服，每次5粒，每日2—3次。适用于风寒或痰湿阻肺者。

（2）补肾防喘片：补肾纳气。口服，每次4—6片，每日3次，3个月一疗程。用于肾虚气喘。

（3）止嗽定喘膏：润肺化痰，止咳平喘。口服，每次10—15克，每日2次。用于外感风寒，痰热内蕴，咽喉干燥，咳嗽哮喘，痰多气急，咳甚呕恶者。

验方推荐：

地龙焙干研粉，装胶囊开水吞服，每次3克，每日2次。适用于热哮者。

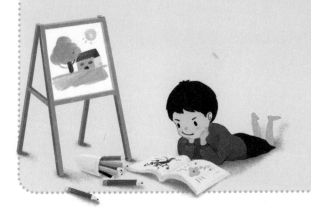

☯ 喘病

喘病是指因外感或内伤，致使肺气上逆，以呼吸困难，喘息急促，甚至不能平卧为主要的一种病证。同西医学中的急、慢性喘息型支气管炎，肺炎，肺气肿，肺源性心脏病，肺结核，矽肺以及心源性哮喘等疾病。每遇外感及劳累而诱发。

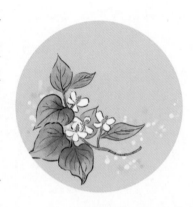

临床舌象常见：

1 舌苔黄

多为痰热壅滞，肺失清肃所致。症见喘咳气涌，胸部胀痛，痰多黏稠色黄，胸中烦热，身热，咽干口渴喜冷饮，大便秘结。

◈用药参考◈

选桑白皮、黄芩、黄连、栀子清泻肺热；杏仁、贝母、半夏、苏子降气化痰。

小药方

用桑白皮汤。若痰多黏稠，加栝蒌、海蛤粉清化痰热；痰有腥味，配鱼腥草、金荞麦根、蒲公英、冬瓜子清热解毒；身

中医药科普读本 第一辑

观舌察病

热甚者，加生石膏、知母、银花以清热。

2 苔厚腻色白

多为积湿生痰所致。症见喘而胸闷窒，咳嗽痰多黏腻色白，咯吐不利。

❋ 用药参考 ❋

选半夏、陈皮、茯苓、甘草燥湿化痰；苏子、白芥子、莱菔子化痰下气平喘。

小药方

用二病陈汤合三子养亲汤。可加苍术、厚朴等燥湿行气。气喘难平者，加皂荚、葶苈子以平喘。

3 苔薄

多为肝郁气逆，肺气不降所致。发病突然，呼吸短促，咽中如窒，咳嗽痰鸣，平素多忧思抑郁。

❋ 用药参考 ❋

选沉香降逆气，纳肾气；槟榔行气导滞；乌药理气顺降；木香、枳实疏肝理气，助开郁之力。

小药方

用五磨饮子。若腹胀、便秘者，加大黄以降气通腑；心悸、失眠者，加百合、酸枣仁、合欢花宁心安神。

4　舌质淡红

多为肺气亏虚，虚火上炎所致。症见喘促短气，咳声低弱，痰吐稀薄，自汗畏风，极易感冒。

用药参考

选黄芪、人参、白术补益肺气；五味子敛肺平喘；防风益气护卫；熟地益精化气。

小药方

用补肺汤合玉屏风散。若寒痰内盛，加钟乳石、苏子、款冬花温肺化痰。

5　舌淡苔薄

多为肺病及肾，肺肾俱虚。症见喘促日久，呼多吸少，动则喘甚，气不得续，小便常因咳甚而失禁，或尿后余沥，面青肢冷，形瘦神疲，或有浮肿。

用药参考

选附子、肉桂温补肾阳；熟地、萸肉滋补肾精；丹皮泻肝肾之火；茯苓、泽泻渗湿利水；人参大补元气；蛤蚧补肺益肾。

小药方

方用金匮肾气丸合参蛤散。可酌加仙茅、仙灵脾、沉香等温肾纳气。

6 舌薄白而滑

多为风寒上受，内舍于肺，邪实气壅，肺气不宣所致。症见喘息，呼吸气促，胸部胀闷，咳嗽，痰多稀薄色白，兼有头痛，鼻塞，无汗，恶寒，发热。

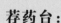 **用药参考**

选麻黄、桂枝宣肺散寒解表；杏仁、甘草化痰利气。

小药方

用麻黄汤。喘重者，加苏子、前胡平喘降逆；若见痰白多泡沫，加细辛、生姜、半夏、陈皮温肺化痰。

荐药台：

（1）橘红丸：清热，化痰，止咳。口服，每次3克，每日2次。适用于脾胃湿热之咳喘。

（2）止咳喘热参片：定喘，止咳，祛痰。口服，每次1—2片，每日3—6次。用于喘息型气管炎。

验方推荐：

地龙研粉，装胶囊吞服，每服36克，每日3次。适用于热喘实证。

☯ 肺胀

肺胀是多种慢性肺系疾患反复发作，导致肺气胀满的一种病证。相当于西医学中的慢性阻塞性肺部疾病，如慢性支气管炎、支气管哮喘、支气管扩张、砂肺、重度陈旧性肺结核等合并肺气肿，肺心病等。

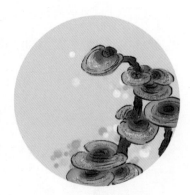

临床舌象常见：

1 舌暗苔薄

多为肺虚弱，浊内生，短气喘息，稍劳即著，咳嗽痰多，畏风易汗，倦怠乏力。

❖ 用药参考 ❖

多选苏子、前胡、白芥子化痰降逆平喘；半夏、厚朴、陈皮燥湿化痰；茯苓、白术、甘草运脾和中。

小药方

用苏子降气汤、三子养亲汤、六君子汤加减。痰多胸满不能平卧者，加葶苈子、莱菔子泻肺祛痰平喘；肺脾气虚，易汗，短气乏力，痰量不多者，加党参、黄芪、

中医药科普读本 第一辑

观舌察病

防风健脾益气，补肺固表。

2　舌暗红、苔黄腻

多为痰浊，郁而化热所致。症见咳喘气粗，胸满，烦躁，目胀睛突，或伴身热，微恶寒，口渴欲饮。

用药参考

多选麻黄、石膏宣肺散邪，清泄肺热；半夏、生姜散饮化痰降逆；甘草、大枣扶正祛邪。

小药方

方用越婢加半夏汤。痰热内盛，痰质黏稠不易咯吐者，加鱼腥草、金荞麦、桔蒌皮、海蛤粉、大贝母、风化硝清热解毒；痰鸣喘息，不得平卧者，加射干、葶苈子泻肺平喘；口干舌燥者，加天花粉、知母、芦根以生津润燥；大便秘结者，加大黄、芒硝通腑泄热。

3　舌暗紫、苔浊腻

多为痰浊，郁阻于肺所致。症见咳嗽，色白或呈泡沫，舌下瘀筋增粗，喉间痰鸣，喘息不能平卧，胸部如塞。

用药参考

选葶苈子涤痰除壅，开泄肺气；大枣甘温安中；桂枝通阳化气，温化寒痰；茯苓除湿化痰；丹皮、赤芍通血脉，化瘀滞。

用葶苈大枣泻肺汤合桂枝茯苓丸。痰多者，加三子养亲汤化痰下气平喘；若腑气不利，大便不畅者，加大黄、厚朴以通腑除壅。

4 舌暗红、苔白腻

多为痰蒙神窍。症见咳逆喘促，嗜睡，甚或意识朦胧，烦躁，入夜尤甚。

用药参考

多选半夏、茯苓、甘草、竹茹、胆南星清热涤痰；橘红、枳实理气；菖蒲芳香开窍；人参扶正防脱。

小药方

用涤痰汤合安宫牛黄丸。若痰热内盛，身热，烦躁，谵语，加黄芩、桑白皮、葶苈子、天竺黄、竹沥以清热化痰；热结大肠，腹气不通者，加大黄、风化硝；若抽搐者，加钩藤、全蝎、羚羊角粉凉肝息风；如见皮肤黏膜出血、咯血、便血，酌加水牛角、生地、丹皮、紫珠草等清热凉血止血。

5 舌暗淡

多为外感风寒，水饮内停所致。症见咳逆喘满不得卧，

中医药科普读本 第一辑

气短气急，痰白，呈泡沫状。

🏵 用药参考 🏵

多选麻黄、桂枝、干姜、细辛温肺散寒化饮；半夏、甘草祛痰降逆；白芍、五味子收敛肺气。

小药方

用小青龙汤。

6 舌胖质黯、苔白滑

多为心肾阳虚。症见心悸喘咳，下肢浮肿，甚则一身悉肿，腹部胀满有水，怕冷。

🏵 用药参考 🏵

多选附子、桂枝温肾通阳；茯苓、白术、猪苓、泽泻、生姜健脾利水；赤芍活血化瘀。

小药方

方用真武汤合五苓散加减。若水肿势剧，加沉香、黑白丑、川椒目、葶苈子、万年青根行气逐水；血瘀甚，紫绀明显者，加泽兰、丹参、红花、益母草、北五加皮化瘀水。

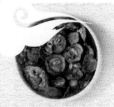
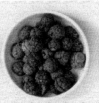
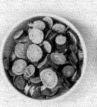
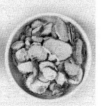

舌诊与治疗

荐药台：

（1）安宫牛黄丸：清热解毒，镇惊开窍。口服，每次3克，每日1次。适用于痰蒙神窍神昏之证。

（2）橘红丸：清热，化痰，止咳。口服，每次3克，每日2次。适用于痰热壅盛之咳嗽痰多，喘促气急，胸闷口干。

（3）生脉饮：益气复脉，养阴生津。口服，每次10毫升，每日3次。适用于气阴不足者。

验方推荐：

（1）葶苈子粉3—6克，装胶囊，口服，用于咳嗽痰涌之症。

（2）万年青根12—15克、红枣5枚，煎服。用于喘悸水肿。

（3）生梨1个、柿饼2个，同煎。适用于肺肾阴虚而肺胀者。

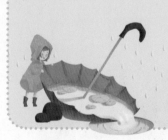

肾系膀胱病诊治

水肿

水肿是指体内水液潴留，泛滥肌肤引起的，主要因感受外邪或因饮食失调或因劳倦过度，致使肺失通调，脾失转输，肾失开合，膀胱、三焦气化不利。相当于西医学中的急、慢性肾炎，肾病综合征，内分泌失调，心力衰竭。水肿初起多从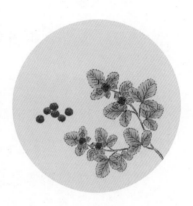眼睑开始，继则延及头面、四肢，甚者全身，也有的水肿先从下肢足胫开始后及于全身。

临床舌象常见：

1 苔薄白

症见浮肿起于眼睑，继则四肢及全身皆肿，来势迅速，多为风寒袭表，肺气闭塞，通调失职，风遏水阻。

麻黄宣肺解表，去其水气；苏叶、桂枝、防风，助麻黄辛温解表之力；白术、甘草、生姜、大枣健脾化湿。

小药方

越婢加术汤。若咳喘较甚，可加杏仁、前胡以降气定喘。

2 苔白腻

症见全身水肿，按之没指，身体困重，多为水湿内停，脾气受阻，脾阳不振所致。起病较缓，病程较长。

用药参考

猪苓、泽泻利尿消肿；白术、茯苓健脾化湿；苍术、厚朴、陈皮健脾燥湿；肉桂温阳化气行水；陈皮、桑白皮、大腹皮、茯苓皮、生姜皮健脾化湿，行气利水。

小药方

胃苓汤合五皮饮。若上半身肿甚而喘，可加麻黄、杏仁、葶苈子宣肺泻水而平喘。

3 舌红

症见眼睑浮肿，来势迅速，继则四肢及全身皆肿，来势迅速。多为风热袭表，肺气闭塞，通调失职，风遏水阻所致。

中医药科普读本 第一辑

观舌察病

用药参考

麻黄、浮萍疏风宣肺；茯苓、泽泻淡渗利水；石膏清热宣肺；甘草、生姜、大枣健脾化湿；连翘、桔梗、板蓝根、鲜白茅根以清热利咽。

小药方

越婢加术汤加减。

4 舌红苔黄腻

皮肤绷紧光亮，烦热口渴，或口苦口黏，或大便干结，多为湿从热化，湿热内盛，三焦壅滞停所致。

用药参考

麻黄、杏仁、梓白皮（以桑白皮代）宣肺行水；赤小豆利水消肿；羌活、秦艽疏风解表，使水气从汗而解；大腹皮、茯苓皮、生姜皮协同羌活、秦艽以去肌肤之水；泽泻、木通、椒目、赤小豆，协同商陆、槟榔通利二便。

小药方

疏凿饮子加减。若腹满大便不通者，可合己椒苈黄丸，使水从大便而泄；若症见尿痛、尿血，加大小蓟、白茅根等；若肿势严重，兼见气粗喘满，可用葶苈大枣泻肺汤合五苓散加杏仁、防己、木通，以泻肺行水，上下分消；若风盛而瘙痒者，加白鲜皮、地肤子；若血热而红肿，加丹皮、赤芍；若大便不通，加大黄、芒硝。若湿热久羁，口燥咽干、大便干结，可用猪苓汤以滋阴利水。

5 舌淡苔白腻或白滑

症见身肿，腰以下为甚，按之凹陷不易恢复，多为脾阳不振，运化无权。脘腹胀闷，便溏，神倦肢冷，面色不华。

用药参考

干姜、附子、草果仁温阳散寒化气：大腹皮、茯苓、木瓜利水去湿；白术、茯苓、炙甘草、生姜、大枣健脾益气；木香、厚朴理气行水。

小药方

实脾饮。腹胀大、小便短少者，可加苍术、桂枝、猪苓、泽泻，以增利水之力；若症见身倦气短、气虚甚者，可加生黄芪、人参以健脾益气。

6 舌紫暗苔白

症见水肿经久不退，四肢或全身浮肿，以下肢为主，腰部刺痛，皮肤瘀斑，或伴血尿，多为水停湿聚，气滞血瘀。

用药参考

当归、赤芍、川芎、丹参养血活血；益母草、红花、凌霄花、路路通、桃仁活血通络；桂枝、附子通阳化气。

小药方

桃红四物汤合五苓散加减。若见全身肿甚、气喘烦闷、小便不利者，加葶苈子、川椒目、泽兰逐瘀泻肺；如腰膝酸软者，加济生肾气丸加减。

荐药台：

（1）人参健脾丸：健脾益气。口服。每次2丸，每日2次。适用于脾胃虚弱型水肿者。

（2）金匮肾气丸：温补肾阳，化气行水。口服，每次1丸，每日2次。适用于肾阳不足型水肿者。

（3）五苓散（丸）：利水渗湿，温阳化气。口服，每日3次。用于外有表证，内停水饮之证。

（4）参苓白术丸：补脾胃，益肺气。口服，每次9克，每日3次。用于脾虚水肿。

验方推荐：

（1）大枣150克，放在锅内，加水，以上没四指为度，大戟并根苗30克，入锅同煮，待熟，去大戟吃枣，每日2—3次。

（2）生黄芪60克，薏苡仁50克，煮成稀粥，长期食之。用于阴水不盛。

（3）生黄芪60克、山药60克，每日1剂，煎汤服。

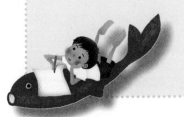

淋证

淋证是尿道不利引起的，以小便频急，滴沥不尽，尿道涩痛，小腹拘急，痛引腰腹为主的一类病证。相当于西医学的急、慢性尿路感染，泌尿道结核，尿路结石，急、慢性前列腺炎等。其起病或急或缓，其病程或长或短，长者久淋不已。病久或反复发作后，临床舌象常见：

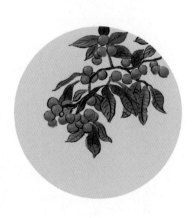

1 舌红苔黄腻

症见小便频急短涩，尿色黄赤，尿道灼热刺痛，小腹拘急胀痛，多为湿热蕴结下焦，膀胱气化失司所致。

用药参考

木通、车前子、滑石利湿通淋；大黄、山栀、甘草梢清热解毒。

小药方

八正散。若大便秘结，腹胀者，可重用生大黄，并加枳实以通腑泄热；见口苦、呕恶者，可加黄芩、柴胡以和解少阳；若气滞，小腹胀满者，加乌药、川楝子行气止痛；若湿热伤阴者，去大黄，加生地、知母、白茅根以养阴清热；若热毒弥漫三焦，当急用黄连解毒汤合五味消毒饮，以清热泻火解毒；若头身疼痛，恶寒发热，鼻塞流涕，有表证者，加柴胡、金银花、连翘等宜透热邪；热毒较甚者，宜加银花藤、紫花地丁、蒲公英、野菊花等。

2 舌红苔薄黄

症见尿中时夹砂石，小便艰涩，尿道窘迫疼痛，或腰腹绞痛难忍，尿中带血。多为湿热蕴结下焦，尿液煎熬成石。

用药参考

石韦、冬葵子、瞿麦、滑石、车前子清热利尿，通淋排石。

小药方

石韦散。加金钱草、海金沙、鸡内金排石消坚。若腰腹绞痛者，可加芍药、甘草以缓急止痛；若见尿中带血，可加小蓟、生地、藕节以凉血止血；尿中有血条血块者，加川牛膝、赤芍、血竭、桃仁、红花以破气活血，化瘀散结；若兼有发热，可加蒲公英、黄柏、大黄以清热泻火。

3 舌淡苔薄白

症见小便涩痛，淋沥不宣，小腹胀满疼痛，脉多沉弦。

用药参考

沉香、橘皮利气；当归、白芍柔肝；甘草清热；石韦、冬葵子、滑石、王不留行利尿通淋。

> **小药方**

沉香散。若小腹胀满，胁胀者，可加青皮、小茴香、乌药、以疏肝理气；日久气滞血瘀者，可加红花、赤芍、益母草、川牛膝以活血化瘀。见小腹坠胀，尿有余沥，用补中益气汤以补益中气；血虚肾亏者，可用八珍汤倍茯苓加杜仲、枸杞、怀牛膝，脾肾双补。

4 舌尖红苔黄

症见小便热涩刺痛，尿色深红，多为湿热下注膀胱，热甚灼络，迫血妄行，或夹有血块，小腹或尿道疼痛加剧。

> **用药参考**

滑石利尿通淋；小蓟、生地、蒲黄、藕节清热凉血止血；木通、淡竹叶通淋利尿降火；栀子清三焦之湿热；当归引血归经；生甘草梢泻火止痛。

> **小药方**

小蓟饮子。若出血多者，可加黄芩、白茅根，重用生地；若血多痛甚者，可另服参三七、琥珀粉，以化瘀通淋止血。

5 舌红苔黄腻

症见小便浑浊如米泔水，置之沉淀如絮状，上有浮油如脂。多为湿热下注，阻滞络脉，脂汁外溢所致。或夹有凝块，或混有血液，尿道热涩疼痛。

用药参考

草薢、菖蒲清利湿浊；黄柏、车前子清热利湿；白术、茯苓健脾除湿；莲子心、丹参清心泄热。

小药方

程氏革草薢分清饮。若小腹胀，加乌药、青皮疏利肝气；小便夹血者，加小蓟、蒲黄、白茅根、藕节；病久湿热伤阴，加生地、麦冬、知母滋养肾阴。

荐药台：

（1）金钱草冲剂：清热解毒，利尿通淋。冲服，每次2袋，每日3次。适用于各证型。

（2）分清正淋丸：泻热通淋。口服，每日3次。适用于膀胱湿热者型。

验方推荐：

（1）鸡内金、芒硝等份，研极细末，每次6克，每日2次，用金钱草60克，煎汤服下。

（2）金钱草60克、冬葵子30克，水煎服，每日1剂。

（3）金钱草100克、车前子9克、通草6克、甘草3克，水煎服，每日1剂。用于石淋。

☯ 癃闭

癃闭是指肾和膀胱气化失司，水道不利引起的，以小便量少，点滴而出，甚至闭塞不通为主的一种病证。病势较缓者称为"癃"；以小便闭塞，点滴全无称为"闭"。两者都是指排尿困难，只是轻重程度上的不同，合称为癃闭。相当于西医学中各种原因引起的尿潴留和无尿症。临床舌象常见：

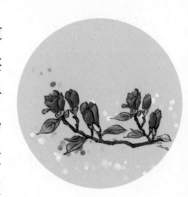

1 舌红苔黄腻

多为湿热壅结下焦，膀胱气化不利所致。症见小便点滴不通或量少 小腹胀满，口苦口黏。

☙ 用药参考 ❧

木通、车前子、瞿麦通闭；山栀清化三焦之湿热；滑石、甘草清利下焦之湿热；大黄通便泻火，清热解毒。

小药方

八正散。若舌苔厚腻者，可加苍术、黄柏；口舌生疮糜烂者，可合导赤散，以清心火；若湿热下焦，肾阴灼伤，手足心热，潮热盗汗，用滋肾通关丸加生地、车前子、川牛膝等滋肾阴；小便量极少或无尿，面色晦滞，胸闷，烦躁，小腹胀满，恶心泛呕，口中恶臭，舌有瘀点、瘀斑者，宜用黄连温胆汤加大黄、丹参、生蒲黄、泽兰、白茅根、木通等。

2 舌红苔薄黄

症见小便不畅或点滴不通，多为肺热壅盛，不能通调水道，咽干。烦渴欲饮，呼吸急促。

用药参考

多选黄芩、桑白皮清泄肺热；麦冬滋养肺阴；车前子、茯苓、木通、山栀清热利便。

小药方

用清肺饮。可加连翘、金银花、鱼腥草等以清解之力。若见口舌生疮、舌尖红等，可加黄连、竹叶等以增清泻心火；大便不通者，可加杏仁、大黄以通腑泄热；若口渴，气短，合大剂生脉散，以益气养阴；见头痛，鼻塞，脉浮者，可加薄荷、桔梗以解表宣肺。

见小便不通，胁腹胀满，或多烦易怒，或为肝气失于疏泄，三焦气化不利所致。

用药参考

选沉香、橘皮疏达肝气；白芍、甘草柔肝缓急；当归、王不留行行气活血；石韦、冬葵子、滑石通利水道。

小药方

沉香散。若气郁化火者，可加丹皮、山栀、龙胆草等以清肝泻火；若肝阳上亢，头晕目眩者，加枸杞子、菊花、地黄；若肝火伤阴者，加地黄、女贞子、旱莲草。

3 舌紫暗有瘀点

症见小便点滴而下，尿细如线，甚则阻塞不通，多为瘀血败精，阻塞尿道，小腹胀满疼与痛。

用药参考

选肉桂助膀胱气化以通尿闭；归尾、穿山甲、桃仁、大黄、芒硝通瘀散结；生地凉血滋阴。

小药方

用代抵当丸。若瘀血较重，可加红花、川牛膝、三棱、莪术以增化瘀动；若病久血虚，可加黄芪、丹参、养血行气；若尿路结石，可加用金钱草、鸡内金、冬葵子、萹蓄、瞿麦以通淋利尿排石。

4 舌淡苔薄

症见时欲小便而不得出，或量少而不爽利，气短，小腹坠胀。多为脾虚运化无力，升清降浊失司。食欲不振，精神疲乏。

用药参考

选升麻、柴胡升清气而降浊阴；人参、黄芪益气；白术健脾运湿；泽泻、茯苓利尿渗湿。桂枝通阳，以助膀胱之气化；

小药方

用补中益气汤合春泽汤。若气虚，脾阴不足，可改用补阴益气煎；若脾虚及肾，可加用济生肾气丸，以温补脾肾，化气利尿；小便涩滞者，可合滋肾通关丸。畏寒怕冷，腰膝冷，选肉桂、附子补下焦之阳，以鼓动肾气；地黄、山药、山茱萸、丹皮、茯苓、泽泻补肾滋阴；牛膝、车前子补肾利水。如精血俱亏，形神不振，腰膝酸痛，可用香茸丸补养精血，如肾阳衰微，导致小便量少，甚至无尿，宜用千金温脾汤合吴茱萸汤，以温补脾肾，和胃降逆。

荐药台：

（1）分清五淋丸：清湿热，利小便。每日2—3次。用于湿热下注，小便黄赤短涩，尿道灼热刺痛。

（2）金匮肾气丸：温补肾阳，化气行水。每次1丸，每日2次，用于肾阳不足癃闭者。

验方推荐：

（1）生大黄，荆芥穗各12克，晒干后共研末，分2次服，每隔4时用温开水调服1次。适用于各证。

（2）肉桂，知母，黄柏，生地黄，淡竹叶各10克，水煎服，每日1剂。适用于膀胱湿热者。

舌诊一览表

类别	舌象	主病	治法
薄白苔	色白苔薄，干润得中	风寒湿邪在表	辛温解表
薄白滑苔	色白而薄，水滑湿润	外感寒湿	辛温解表
		水气上溢	温中渗湿
薄白干苔	色白而薄，津少干涸	气虚津少	益气生津
		燥气伤肺	清润化嗽
白润略厚苔	色白而厚，润泽如常	风寒邪盛	辛温散寒
		邪传半里	和解少阳
		中焦寒湿	温中燥湿
白厚腻苔	白而厚腻，如涂米粉状	饮食或湿浊停滞	泻温导滞
白厚腻滑苔	白而厚腻，如涂豆腐浆	寒湿痰饮停聚	温中渗湿泻痰
白厚腻干苔	色白质厚，干燥异常	津伤温带	生津导滞
		湿盛热郁	清热化温
白糙、裂苔	色白质干而粗，或有裂纹	暑热伤津	生津泻热
		暑热伤气	清暑益气
白黏腻苔	白而厚腻，苔上罩一层浑浊黏液	痰湿	燥湿化痰
		中焦温热	芳香化浊
		湿滞气分	解肌去湿

类别	舌象	主病	治法
白如积粉苔	色白，颗粒疏松，如堆铺白粉	邪热浮经	疏利热邪
		邪毒内盛	清解化毒
		热聚三焦	清凉泻热
雪花苔	色洁白如雪花散布	脾阳衰败	甘温扶阳
霉苔	苔垢色暗，有白色小霉点	胃肾阴虚，湿毒熏蒸	养阴清热解毒
偏白滑苔	右半白滑苔	邪入半表里	疏解少阳
	左半白滑苔	脏结	温中散寒
半截白滑舌	外半截白滑	寒湿在表	辛湿解表
	内半截白滑	下焦寒湿	温里散寒
白苔双黑	灰色黑苔两片，分布于舌的左右两侧，余为白苔，舌色正常，干润适中	中焦寒湿	温中散寒
		脾胃实热	清里泻热
白苔黑点	白苔中散布黑色小点	表邪入里化热	清里热微解表
	苔色白而腻，黑点成斑	温热内盛	苦寒泻热
白苔黑刺	白苔中有黑色芒刺，润而不碍手，易剥脱	真寒假热	甘温除热
	白苔黑刺，苔和刺均粗糙，刺手	寒邪化热	苦寒泻热

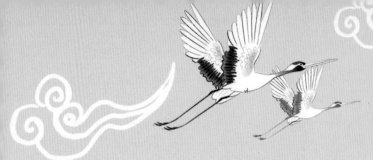

舌诊歌诀

欲识来君百病源，
舌部气色仔细观。
五部五色主五脏，
表里虚实全昭然。
若问舌诊有何难，
五色动态是关键。
舌部多人重叠影，
多重层次要分清。
舌为心窍主脾胃，
脑肾肝胰外生殖。
舌淡苔薄胃气存，
纵然有病亦无碍。
有根之苔从舌生，
紧贴舌面铺均匀。
无根之苔厚一片，
四园净洁如涂面。
苔之五色分表里，
苔之厚薄晓内外。
表寒均薄各症兼，

邪积苔厚内多实。
腐苔松厚指即去，
正虚邪化阴有余。
腻而黏舌刮不脱，
痰湿居中阴阳遏。
腐苔如霉或如脓，
胃气败坏内有痈。
表证薄白腻属痰，
用药审慎防变幻。
由白而黄正胜邪，
白黄灰黑渐加重。
舌苔骤退不渐化，
邪气内陷病危急。
染苔一事要分清，
枇杷橄榄变黄黑。
白苔表湿并虚寒，
苔白而滑感风寒。
舌红苔白风瘟起，
白苔转黄邪传里。

白苔降底湿热伏，
白苔黏腻主痰湿。
虚症苔白多明净，
舌嫩苔滑为阳虚。
苔黄主病属里热，
微黄不糙初传里。
黄而干糙里已热，
舌苔骤黄阳明实。
黑生芒刺或发裂，
热深腑实阴液伤。
黄而滑腻痰湿热，
黄而舌嫩为脾虚。
津润而冷为有湿，
边尖齿印亦痰湿。
灰苔主病阴阳辨，
由黄转灰热传里。
苔灰薄滑三阴结，
苔灰黑滑主痰饮。
灰黑渐来里热深，
黑而糙裂热极盛。
平素痰饮苔灰黑，
舌而润滑无险症。
淡红明润气血充，
干枯无血气将绝。
心火炎上尖赤色，
红在两边热肝胆。

头痛失眠舌尖红，
内热深重深红赤。
舌心干红阴液劫，
镜面舌则多主凶。
舌红而绛热传里，
舌绛鲜明心包热。
干枯而萎肾涸竭，
兼见嗌干命将倾。
绛红少苔或舌裂，
阴精将竭命难全。
绛而枯腻湿挟痰，
芳香化浊神功见。
紫舌主病分阴阳，
舌紫苔黄内积热。
青紫浮滑中三阴，
酒客波血舌紫斑。
中心白滑醉伤寒，
紫舌肿大酒毒患。
光蓝无苔元气败，
冲心危难命难全。
舌蓝苔粉秽浊瘟，
黄腻苔浊湿痛热。
黑主热重有阴阳，
嫩滑而润寒极殃。
粗涩干焦极热盛，
坚敛苍老热望结。

浮肿虚寒亦痰湿，
娇嫩齿印病属虚。
纹在舌质如碎瓷，
血热阴虚多见此。
光刺明伤病情重，
无苔之舌定主死。
舌生芒刺有黄黑，
不论先后均化燥。
舌体肿大痰热饮，
瘦瘪诸虚证更急。
萎绛明亏动无力，
舌见淡红气血虚。
舌体强硬风火痰，
舌强瘫痪入心脾。
赤肿而硬苔灰浊，
无力颤动气血弱。
伸舌不便病有三，
燥寒痰涎病经脉。
舌强语春风痰黏，
舌歪一侧中经络。
吐恶舐舌心脏热，
小儿惊风亦常见。
光红无苔病已深，
舌卷卵缩命倾刻。
熟读舌诊七诀歌，
再世华伯神话传。

153

后 记

本套书在编写过程中，参阅了大量的相关著作、文章等，其中涉及很多名家医案、医方、歌诀、杂记、传说、故事等。对于部分入选的医方、歌诀等内容因未能与原作者取得联系，谨致以深深的歉意。敬请本书入选的医方、歌诀等的原作者及时与我们联系，以便我们支付给您稿酬并赠送样书。

同时我们欢迎广大医学研究者、爱好者提出宝贵的建议，踊跃荐稿。

联系人：刘老师

电话：0431－86805559

地址：吉林省长春市春城大街789号

邮编：130062

邮箱：359436787@qq.com